말기암, 전통에 답이 있다

최원철 박사의
고치는 암

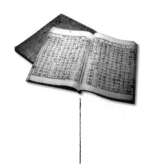

말기암, 전통에 답이 있다

최원철 박사의
고치는 암

최원철 지음

판미동

3부 | 한방 암 치료와 넥시아 —도전과 희망

의학의 중심은 환자여야 한다

— 김남일 | 경희대학교 한의과대학 학장

최원철 교수의 저서 출간을 축하한다.

최원철 교수는 600년 전 조선시대 최초의 한방암센터 격인 치종청의 부활을 위해 십수 년째 계속해서 그 복원 노력을 이어오고 있다. 동서 문명의 충돌과 서로 간의 이해 부족에서 기인한 모함과 질시 속에서도 한의학 최초로 말기암 치료 성과를 냄은 물론, 세계 1급 학술지에 논문을 여러 편 등재시키는 데 성공하였으며, 한방 추출물을 이용한 신약 개발에 착수하여 '2상 임상시험 계획 허가'라는 쾌거를 일구어냈다.

특히 제세구민이라는 덕목을 게을리하지 않아 의료봉사 활동에 적극 참여하였으며 2010년에는 미디어리서치와 《시사저널》이 50개 분야 전문가 1500명을 대상으로 공동 실시한 여론조사에서 '존경받는 의료인' 역대 3위(생존 임상 의사 중에는 공동1위)라는 평가를 받기에 이르렀다.

이번 저서는 전문가뿐만 아니라 일반인과 환자들에게도 필독할 만한 지침서로 손색이 없다 하겠다. 특히 지난 10여 년간의 연구 일화들 속에서는 한 인간으로서 그의 인간적인 고뇌와 열정을 함께 느낄 수 있었다.

매년 전 세계에서 1000만 명 이상이 암으로 사망하는 이 시대에 즈음하여 환자를 위해 소통하고 화합하자는 최원철 교수의 메시지는 시기와 이기심, 그리고 분열과 이권에 미쳐 가고 있는 현대인에게 경종을 울려 주고 있다.

저명한 의학자이며 사상가인 윌리엄 오슬러 경(Sir William Osler)은 이렇게 말했다.

"의학 연구는 환자와 함께 시작되고
환자와 함께 진행되며
환자와 함께 종결된다."

"Study of Medicine begins with patient
continues with patient
ends with patient."

의학의 중심은 환자여야 한다. 의학자만을 위한 의학은 환자를 슬프게 한다. 의학의 주인은 의사도 약사도 아닌 환자이며, 그 평가는 환자가 하고 역사가 한다. 최원철 교수는 암환자와 함께 시작을 하였고 지금도 동행을 하고 있으며 그 환자들은 행복해하고 있다. 최원철 교수의 연구가 지속적으로 이어져 보다 많은 환자가 행복해지길 기원한다.

암 극복의 다음 세상을 열어 가기를

— 소광섭 | 서울대학교 물리천문학부 명예교수

말기암을 선고받으면 현대의학으로는 생존기간이 얼마 정도 남았으니 준비를 하는 게 좋겠다는 말을 듣는 것이 고작이다. 환자와 가족은 어떻게든 생명의 끈을 놓치지 않기 위하여 온갖 방법을 찾아 헤매고, 어쩌다 기적 같은 얘기라도 들으면 끝까지 매달려 보려 한다. 그러나 실제로는 대부분 현대의학이 예측한 대로 최후를 맞을 수밖에 없는 것이 안타까운 현실이다.

환경오염과 인구의 고령화 등으로 암의 발병률이 더욱 높아지는 추세이고, 주위에 암환자가 없는 사람이 드물 정도로 사회적 문제로까지 대두된 현 상황에서 암을 극복하는 연구에 막대한 연구비를 투자하는 것은 당연한 일이라 하겠다. 그리하여 암 치료에 적지 않은 발전이 이루어지고 있는 것도 사실이지만, 그러나 근본적인 대책은 아직도 요원하다.

이러한 상황에서 최원철 교수의 암연구는 많은 말기암 환자들에게 한

줄기 커다란 희망의 빛이라 아니할 수 없다. 넥시아는 그 명명부터 매우 합리적이고, 겸양의 뜻까지 돋보인다. "서구의학에서 개발한 항암제가 잘 듣지 않아 효과가 없으면, 그 다음(NEXT)에 써보자."는 의미라고 하니 참으로 합리적인 제안이라 생각한다. 차선책으로 써 보자는 제안에서는 겸양과 최선을 다해 보려는 성실의 정신이 엿보여 오히려 신뢰가 더 간다고 하겠다.

서구의학을 앞先에 하고, 한방의학을 뒤後에 한 것은 다른 측면에서 보면 최제우 선생의 선후천先後天 사상과 맞닿는다. 앞의 세계先天는 질병과 차별로 고통 받는 과거를 말하고, 뒤의 세계後天는 무병장수 평등평화의 미래 세계상을 의미한다. 이 후천세계가 오는데 한국이 지도적 중심국가가 된다는 것이 최제우 선생이 말씀하신 한국의 밝은 미래상이다. 최원철 교수가 넥시아라 명명한 것은 질병 없는 후천세계로의 지향을 드높인 것이라 여겨진다. 이 넥시아를 필두로 무병장수라는 꿈의 실현을 앞당기는 다양한 연구가 한국에서 쏟아져 나오기를 기대한다.

신영복 교수의 다음 이야기는 넥시아와 한의학의 밝은 미래를 예시하는 것 같다. "문명의 중심에서는 새로운 것이 싹트지 않는다. 현재의 변방이 다음 세대 문명의 중심이 된다. 진리는 변방에서 새롭게 창조된다. 중심(main stream)이 아닌 변방이 변화의 가능성이 크기 때문이다."

이런 연구가 세계의 변방인 한국, 의학의 변방인 한의학에서 출현하여 세계의 중심, 의학의 주류로 나아가는 데 크게 기여하기를 기대한다. 이러한 일을 위해서는 최원철 교수 개인만의 노력에만 맡겨 두어서는 안된다. 정부에서도 적극적으로 연구를 지원해야 하며, 학계에서도 관심과 성원을 보내어 힘을 합해야 한다.

어떤 만난萬難을 무릅쓰고 끈질기게 열정적으로 임할 때 이를 '집념'이라 한다. 여기에 숭고한 소명의식이 더해지면 이는 '신념'이 된다. 최원철 교수는 말기암 환자의 소생이라는 '신념'을 갖고 뛰어온 연구자이다. 이러한 연구 여정이 암 극복의 다음 세상을 열어갈 수 있기를 기원한다. 이 여정의 일부를 담은 최원철 교수의 책 출간을 축하드린다.

환자의 마음을 읽을 줄 아는 의사

— 최승훈 | 前 WHO 서태평양지부 전통의학 자문관·前 경희대학교 한의과대학 학장

요즘 세상, 인간은 많아도 인물은 적다. 이 책의 저자인 최원철 교수는 참으로 어진 인물이다. 그런 이유로 그에 대한 세상의 반응은 그를 마구 좋아하든지 죽도록 미워하든지 두 갈래 중 하나이다. 찬사와 비난이 동시에 쏟아진다.

새로운 역사를 개척한 인물치고 그 시대에 제대로 대접받은 이들이 흔치 않은 것처럼, 그 역시 의학 분야에서 새 역사를 이루기 위한 통과의 례를 겪고 있는 것일까? 그는 불가능한 것으로 여겨졌던 역경들을 견인 불발堅忍不拔의 의지로 이겨 나왔다.

한 여론조사에서 국내 의료 분야 차세대 파워리더 의료 부문 단독 1위로 선정된 바 있는 그이지만, 의료계 일단에서는 여전히 그에게 극단적인 비난을 쏟아 붓는다. 그에 대한 평가는 여전히 평행선을 그리고 있다.

그는 겉으로 드러나는 의연함 쾌활함, 친근함과는 달리 의외로 수줍

음을 잘 탄다. 낯을 가린다. 그래서인지 그에 대한 인간적인 평가도 크게 두 갈래로 나뉜다. 잘 모르기 때문이다. '모르는 것'과 '아닌 것'을 혼동하는 사람들이 흔히 '아니다'라고 하는 것이 문제이다. 일단 그의 박식함과 순발력은 일반인의 상상을 초월한다. 그는 그와 그의 생각에 대해 관심을 보이는 사람들과 말하기를 좋아한다. 그런데 그가 말하기 시작해서 1분 정도 지나면 대개의 경우 상대방은 그가 무슨 말을 하고 있는지 갈피를 못 잡게 된다. 그의 두뇌 회전 속도에 맞춰 말이 나가기 때문이다. 그의 머릿속을 번개처럼 오가는 아이디어와 생각들이 도저히 그의 논리적인 언어 구성을 기다리지 않고 마구 날아다니기 때문이다. 그러나 하나하나 잘라서 정리해 보면 그의 박학다식과 뛰어난 직관력에 놀라게 된다.

그는 오늘이 있기까지 '온고지신溫故知新'과 '격물치지格物致知'를 마음에 품고 밤낮을 가리지 않는 독서와 분야를 넘나드는 공부, 그리고 멈추지 않는 실험들을 감행해 왔다. 대학을 졸업하고 인천에서 환자를 보기 시작하면서 대학의 부속병원에서도 시도하기 어려운 난치성 질환에 대한 도전과 성공을 그는 계속적으로 일구어냈다. 그간의 성과와 경력들은 기발하고 또 믿기 어려울 정도의 스케일을 가지고 있으며, 이는 결국 경희대학교가 동서신의학병원을 개원하면서 그를 영입하는 것으로 이어졌다. 그 후로 그는 넥시아 위주의 한방 암 치료에 대한 과학적인 근거를 마련하고 그 기술을 확산하는 데에 주력해 왔다. 그리고 그러한 성과는 미국 국립암연구소(NCI)의 암보완대체의학연구소와의 협력 연구와 신약 개발로 이어지고 있다.

그는 환자의 마음을 읽을 줄을 알고 또 함께 나눌 줄 안다. 그래서 환자들 사이에서 그는 언제나 믿음직스럽고 자랑스러운 존재이다. 실제로 암환우회의 많은 환자와 가족들은 그를 의사라기보다는 오랜 친구이자 생명의 은인으로 여기고 있다.

어느 시인이 시를 쓰지 않으면 상처가 깊어 못 견디기 때문이라 고백했던 것처럼, 이 책은 최근 넥시아와 관련하여 그가 겪었던 고통으로부터 스스로 마음을 다스리고 회복하는 과정에 대한 기록이다. 마치 사랑하는 환자들과 이야기하고픈 심정을 토하듯 뽑아내는 비단실과 같은 책이다.

그가 가는 길에 격려와 응원을 보낸다.

그를 진정으로 존경하고 사랑하는 환자들과 함께.

우리는 절망하지 않는다

2010년 6월. 누구나 살면서 기억에 새겨두고 싶은 숫자가 있을 것이다. 내게도 몇 가지 의미 있는 숫자들이 있는데, 가장 최근에 보태진 숫자가 바로 '2010년 6월'이라는 날짜이다.

1971년 미국의 닉슨 대통령이 '암과의 전쟁'을 선포한 이래 한 세대가 지나고, 세계적으로 1000만 명 이상이 암에 의해 희생되고 있는 시대에, 대한민국 의료계에서 '암 치료'에 대한 이야기가 나올 때마다 나는 언제나 본의 아니게 논쟁의 중심에 서야 했다. 비난과 의심의 눈초리, 그리고 양한방을 막론하고 동종 업계의 의사들로부터 쏟아진 무작위적 적대감에, 세상과 많이 싸웠다.

'2010년 6월'은 나와 내 동료들이 지난 16년 세월과 맞바꾼, 작지만 값진 결실의 상징이다. 숱한 공격과 무조건적인 비난, 때로는 생명의 위협을 보너스로 받으며 연구 개발에 몰두해온 한방 항암제 '넥시아(Nexia)'

의 진행암 환자 치료 사례가 정식 논문의 형태로 세계적인 암 전문 학술지《Annals of Oncology》2010년 6월호에 등재된 것이다. 그간 유독 국내에서 강하게 제기되었던 비난들로 인해 겪은 마음고생에 한줄기 단비 같은 소식이기도 했고, 한·중·일 3국의 전통의학사상 최초로 국제 저명 암 전문 학술지에 등재 성공했다는 점에서도 새삼 그 의미가 깊은 일이었다.

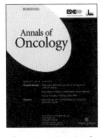

〈Annals of Oncology〉
2010년 6월호

▌옥스퍼드 대학교 출판국에서 펴내는 SCI 학술지《Annals of Oncology》는 유럽연합 종양내과학회 공식 학회지이다. SCI, 즉 '과학기술논문색인지수(Science Citation Index)란 미국의 과학정보연구소(ISI)에서 수록 논문의 인용 빈도와 영향력 등을 종합 분석하여 수치화한 것으로서, 1960년대부터 전 세계 과학 분야 학술지의 수준과 공신력을 가늠하는 기준으로 사용되고 있다. 《Annals of Oncology》 공식 웹사이트는 http://annonc.oxfordjournals.org이다.

한방 암 치료는 암 자체가 아니라 암을 만드는 몸 전체에 관심을 갖는 한의학적 전통을 기반으로 한다. 실제로 서구의학에서 손을 못 대는 '항암 실패 4기암' 환자들에게서 넥시아가 높은 치료율을 기록한 것도 이런 배경과 전통이 있기에 가능한 일이라고 생각한다.

하지만 서구의학에서 암을 치료하면 무조건 신뢰하고, 한방 치료에 대해서는 특정한 근거 없이 비과학적이라고 생각하는 게 일반의 시선이다. 있는 그대로를 인정하지 않는다. 16년 넘게 여러 동료들과 함께 새로운 길을 여는 심정으로 일해 왔지만 돌아오는 건 언제나 비아냥과 수군거

림, 투서와 법정 고소였다. 최선의 노력을 기울여도 '사기꾼'이라는 말이 뒤따랐다. 하릴없이 맥이 풀리고 나 자신의 존재감을 느낄 수 없었다. 서구의학은 물론 대부분 일반인들의 한방 암 치료에 대한 기본적인 인식은 결코 변하지 않았다.

그래도 오기가 나서 끝까지 살려 보겠다고 환자 가족보다 더 매달렸다. 실제 생존자도 많이 나왔고, 시간이 지나면서 부작용과 통증이 없는 등의 한방 치료가 갖는 장점들이 점차 환자들에게 신뢰를 얻었다. 그렇지만 결국 사망하는 환자들을 들먹이며 그럴 줄 알았다는 식으로 양방 의료부터 또 얻어맞았다. 그들이 나를 보는 왜곡된 시선에서 살의가 느껴질 정도였다. 하지만 환자를 사이에 두고 서구의학이니 한의학이니 따지는 것 자체가 이미 의사의 기본을 망각한 일이다. 나 자신이 죽음의 경계를 몇 번씩 넘나들 만큼 과로와 스트레스를 견뎌 오면서, 타 병원에서 더 이상 손쓸 수 없다는 환자들만 봐 왔지만, 환자들로부터는 소송 한 번 당하지 않았다. 법정 고소는 환자가 아니라 오히려 같은 의료인들에게 받았다.

인간과 인간 사이의 사랑에 장애가 생기면 사랑은 새로운 세상으로 흐르는 모양이다. 내겐 이해의 결핍과 혹독한 비난이 바깥의 더 큰 사랑을 만나게 하고 실천할 수 있는 힘을 주었다.

비난과 공격이 과격해질수록 나는 환자들을 향해 나아갔다. 매일 죽어 나가는 환자들을 보며 '나는 진정한 의사인가?' '저들에게 무엇을 해줄 수 있는가?' 생각했다. 확신이 없을 때마다 연구와 치료에 매달렸다. 자존심과 오기도 있었지만 보편적인 지식에 대한 확신으로 버텨 왔다.

확신의 대가로 주변 많은 사람들과의 관계를 접어야 했다. 의사들은 물론 이제까지 가까이했던 사람들에게조차 기댈 곳이 없었다.

한방에서 암 치료제를 개발하고 한의학자로서 암환자를 진료한다는 것이 그토록 비난받을 일인가? 의료계뿐만 아니라 일반의 격한 반응을 접한 놀라움과 두려움 속에 암 연구에 더욱 매진했고, 암의 실상을 조사해 가면서 이윽고 나는 근본적인 질문에 다다르게 되었다. 바로 '암환자를 치료하는 방법이 있기는 있는가?'라는 물음이었다.

궁금증은 암을 알면 알수록 더 집요하게 떠올랐다. 암을 치료한다는 것이 무엇인가? 암은 정말 치료가 되는가? 여기저기서 나았다고들 말은 하는데 그 치료되었다는 사람들은 정말 암이었던 것일까? 진짜 암에서 치료된 게 틀림없다면 과연 무엇이 그들의 암을 고친 것일까? 실질적인 치료에 관한 의문들 또한 꼬리에 꼬리를 물었다. 혹시 아직 공식적으로 입증되지는 않았더라도 암을 고친 무엇이 있다면 그것을 발견할 수 있을까? 과연 재현 가능한 치료법이 존재하는가?

답은 결코 쉽게 나오지 않았다. 그래서 나는 또 스스로에게 질문했다. 그렇다면 암은 정말 고칠 수 없는 병일까? 300년 전에는, 아니 1000년 전의 사람들은 암에 대해서 뭐라고 말했을까? 옛날 우리 조상들이 암을 알고 있었다면 그 오랜 세월에 걸쳐 역사 속에서 어떤 경험을 거두었고, 오늘을 사는 우리에게 암에 관하여 어떤 유산을 남겨 주었을까? 도대체 암은 언제부터 시작되었고, 왜 오늘날 이렇게 많은 사람들에게 만연하게 된 것일까? 나는 환자의 몸에게도 물어보았다. 아예 암에게 직접 물어보았다. "너는 왜 생겼니?" 하고. 그리고 암의 대답에 귀를 기울였다.

500년이 넘는 치종학治腫學의 맥과 위상을 되찾고자 '대한암한의학회'를 중심으로 한의학을 기반으로 하는 암 치료와 연구를 체계화하는 한편 단일치료제로서는 전이암의 유일한 대안인 넥시아 개발에 몰두했다. 넥시아를 통한 항암 치료의 성과는 해외에서 먼저 알아주었다. 러시아 의학한림원은 2000년 5월, 한방을 이용한 암 치료법 개발의 공로를 인정해 한국인으로는 처음으로 나를 외국인 정회원에 임명하였고, 러시아 국립암센터 명예원장에 이어 모스크바 국립대학교 명예의학박사학위도 받았다. 2008년 한국을 찾은 미국 국립암연구소 제프리 화이트 박사도 한 심포지엄에서 넥시아의 효능에 주목해 공동 연구의 가능성을 제시하기도 했다.

토종 옻나무에서 추출한 '우루시올'이라는 성분이 강력한 항암작용을 하는데, 넥시아는 이러한 옻나무에서 알레르기 유발 성분을 제거한 한방 암 치료제이다. 수백 년을 이어온 보편적인 치료제로, 『동의보감東醫寶鑑』에도 그 효능과 약으로 사용할 수 있는 포제법炮製法이 나와 있다. 나는 그 방식대로 법제하여 사용한 것이다.

옥스퍼드 대학교에서 발행한 《Annals of Oncology》 2010년 6월호는 이런 넥시아의 '재현적 치료 효능'에 대한 국제적인 소개인 셈이다. 《Annals of Oncology》 수록 논문에 올린 두 환자는 넥시아의 재현적 치료 효능을 입증하는 수많은 임상 사례 중 극히 일부에 불과하다. 두 환자는 2006년 하반기에 암 진단을 받고 수술 후 재발되어 타 장기 전이가 확인된 이후 2007년 넥시아 치료를 받으면서 종양이 소실되었고 2011년 6월20일 현재까지 건강하게 생존해 있다. 이 두 분은 경과가 주목할 만큼 좋았을뿐더러 엄격한 자료 기준에 부합할 만큼 다른 치료법을 병행하지 않는 철저한 관리를 유지한 결과 논문 사례에 오를 수 있었다. 이 두 환자 이전에도 1997년부터 2001년까지 서구의학에서 말기 암 확진을 받고 항암제 치료에 실패한 뒤 찾아와 넥시아를 복용한 환자 216명 중 95명이 5년 이상 생존했으며, 그중 52명은 현재까지 생존이라는 결과를 보이고 있다. 비율로 따지면 6개월 내 환자의 대다수가 숨진다는 '항암 실패 4기암' 환자들을 대상으로 폐암 28퍼센트, 백혈병 73퍼센트의 5년 이상 생존율이라는 결과가 나온 것이다.

1994년 '통증'에 대한 관심에서 시작된 토종 옻나무 추출물 연구는 20여 년이라는 시간을 거쳐 넥시아 개발로 이어졌고, SCI급 국제 학술지에 논문으로 소개되기까지 나와 동료들에게 쏟아진 비난과 공격만큼 숱한 질문과 고민이 우리의 길에 함께했었다. 이 모든 질문과 고민, 그리고 모색과 연구의 과정이 이 책에 담겨 있다. 실제로 내가 진료했고 지금까지 생존한 환자들과의 만남을 통해 배워 온 것들이다. 고난에 찬 여정이었지만 많은 경험을 할 수 있었고 그 과정을 겪지 않았더라면 얻지 못했을 성과와 깨달음도 있었다. 이 책에서 하려는 이야기는 전적으로 실제 암과 사투하는 임상의 현장에서 나온 것이다. 나와 환자의 생사를 걸고 매일같이 아슬아슬한 줄타기를 하면서 얻어진 경험이고 생각들이다.

거창하게 암을 정복하겠다고 나선 것이 아니다. 건강하고 모두가 행복하게 사는 세상을 꿈꿀 뿐이다. 같은 분야 사람들의 왜곡된 시선과 싸우느라 다치기도 했지만 진실은 시간이 밝혀 준다고 생각했다. 암 치료를 위해 발을 디딘 지 20년 가까이 지난 지금, 주위의 시선도 조금씩 변하기 시작했음을 느낀다. 공신력 있는 국제 학술지에 논문이 게재된 뒤 적어도 일부의 공격은 잠잠해진 듯하다. 바깥의 시선만이 아니다. 대학병원에서 함께한 일부 양방 교수들이 만 5년간 환자를 보며 적극적으로 협조하고 신뢰하게 됐다는 것이 가장 큰 결실이다. 이제는 전국의 우수한 한의학 인재들이 암센터에 지원할 정도가 되었다. 이들의 연구 성과 치료 기술이 앞으로 계속 전국 각 대학에서 뿌리를 잘 내린다면, 한의학 발전을 30년에서 50년은 너끈히 앞당길 것으로 나는 믿는다.

말기암 환자의 마지막 선택과 노력은 '희망'이란 마음가짐이 아닌가 생각한다. 의학이라는 학문 역시 '희망'이 되어야 한다. 병과 더불어 해법을 모색하는 학문이기 때문이다. 즉 경험을 통해서 의학의 새로운 가치들을 발견해 나가는 것이다. 나 또한 이 일을 통해서 환자들 속에서 나 자신을 발견해 내고자 부단히 노력했다. 말기암 환자들의 희망을 위해 할 수 있다면 내 모든 것을 걸어도 좋다. 지금까지 절망을 만들어 왔다면 앞으로는 희망을 만들 일만 남았다.

그래서 나는 오늘도 환자들을 만나러 간다. 우리는 절망하지 않는다.

암,
바로보기

진행암이 관건이다

진행암을 둘러싼 논쟁

장기로 전이된 4기암을 고치는 단독치료 있다! 없다!

옛 소련의 반체제 인사 솔제 니친에게 1970년 노벨문학상을 안겼던 작품 중 하나인 『암병동』(1968)은 1950년대 말 작가 자신이 유형 생활 중 진단받은 암 치료 경험을 바탕으로 쓰여진 소설이다. 타슈켄트의 암 전문 병원을 배경으로 러시아 사회의 모순과 부정을 예리하게 파헤친 장편소설로 평가되는 이 작품에는 암과 투병하는 작가의 자전적 경험이 녹아 있으며 암환자들의 고통 역시 함께 엿볼 수 있다.

『암병동』이 간행되고 얼마 후인 1971년에 미국의 닉슨 대통령은 연두교서를 통해 '암과의 전쟁'을 선포했다. 이후 미국은 국립암연구소(NCI)를 중심으로 이제까지 2000억 달러(약 220조 원)에 달하는 막대한 자금을 투입하며 암 예방과 조기진단 등을 통한 암 사망률 낮추기에 매진했으나 여전히 전쟁에서는 암세포가 승리하고 있는 듯하다. 1990년 미국 의회기술평가국(OTA)은 "근래 30~40년 동안 암 치료에는 거의 진보가 없었다."는 조사 결과를 발표했으며, 미국의 시사주간지 《뉴스위크》는 2008년 9월호에서 "우리는 암과의 전쟁에서 졌다."고 보도했다. 2009년 에는 미국의 암 사망자가 60만 명에 육박했는데 이는 1971년보다 69퍼 센트 상승한 23만 명이 더 늘어난 수치이며, 하루에 약 2000명 이상씩 사망하는 꼴로, 암으로 인한 1일 사망자 수가 9·11 뉴욕 무역센터 희생 자 수와 맞먹는 셈이다.

지금까지 암과의 전쟁에서 패배했다는 말을 처음 내뱉은 건 미국 사 회뿐이었다. 미국 정부는 천문학적인 자금을 퍼붓는 노력에도 불구하고 '암과의 전쟁'에서 실패했다고 하는데 국내 언론에서는 연일 '암 정복 계획 과 성공적인 추진 경과' 등이 발표되고 있으니 참 희한한 일이다.

이는 '암'의 이중성 때문이다. 초기암을 논하는 사람들은 암 치료가 비약적인 발전을 하고 있다고 말할 것이며, 진행암을 논하는 사람은 많 은 노력에도 불구하고 생존율을 개선하지 못하고 있는 현실이 암울하다 고 얘기할 것이다.

'암과의 전쟁'이 선포된 이래 40여 년이 지나는 동안 암 사망자가 줄 어들기는커녕 해마다 그 수가 늘어나는 것은 비단 미국만의 이야기가 아 니다. 전 세계적으로는 암 사망자가 1000만 명에 육박하며, 우리나라의 경우 매년 가장 빠르게 암환자가 늘어나는 국가 중의 하나로, 통계청의 '2010년 사회통계' 자료에 따르면 2009년 전체 사망자 중 28.3퍼센트가 암으로 사망한 것으로 밝혀졌다. 인구 증가와 고령화 추세를 고려하면 앞으로 암환자와 암으로 인한 사망자 수는 전 세계적으로 매년 그 증가 율이 더욱 높아질 것이다.

2007년 국립암센터 주최 심포지엄에 참가한 피터 보일 WHO 산하 국제암연구소장은 "2030년에는 세계적으로 연간 2500만 명의 신규 암 환자와 1640만 명의 암 사망자가 생겨날 것으로 추정된다."고 전망했다. WHO 통계에 따르면 현재 전 세계 사망자 8명 중 1명이 암으로 목숨을 잃고 있는데 이는 에이즈와 결핵, 말라리아로 숨지는 사람들을 합친 것보다 많은 것이라고 한다.

여기까지만 이야기를 듣고 보면 어느새 '암'이라는 존재는 인류 최대의 사망 원인인 것처럼 이해된다. 그러나 여기서 짚고 넘어가야 할 것은 이 모든 것이 암의 여러 단계 중 진행암에만 국한된 이야기라는 것이다. 그렇다면 여기서 또 다른 수치를 살펴보자.

서구의학에서는 암의 진행 단계를 1~4기로 구분하는데, 여기서 1기에 해당하는 초기암의 완치율은 80~90퍼센트로 알려져 있다. 세계 어느 나라나 비슷한 수준이다. 1~4기암 전체에 대하여 치료율을 말할 때에는 50퍼센트 정도로 알려져 있다. 그러나 진행암 환자, 특히 항암 치료를 1차 이상 실패한 4기암 환자에게는 전혀 상관없는 수치이다.

결론적으로 말하면 발병률부터 치료율, 사망률까지 암과 관련된 일련의 통계들을 다른 시각에서 재해석해볼 필요가 있다. 인류의 최대 사망 원인으로 꼽힐 만큼 무서운 질병이다 보니 초기암을 소홀히 보지 않으려는 취지는 좋은 것이지만, 비진행암(초·중기암)과 진행암 관련 자료를 섞어서 발표하면 암 관련 통계가 자칫 왜곡되고 일반 대중에게 암에 대한 근본적인 오해를 불러일으킬 수 있다. 항암 치료 1차 이상 실패한 4기암(항암제 치료에 실패한, 그리고 타 장기로 전이가 된 전이암을 지칭한다.)의 문제는 꼭꼭 숨어 있다. 이것이 암 사망의 주원인인데도 말이다.

흔히 4기암이라 말하는 진행암에 대해서는 그 누구도 장밋빛 미래를 보장해 줄 수 없다. 사실 수술을 할 수 없는 단계에서 시도하는 게 항암제 치료와 방사선 치료이다. 일반적으로 A항암제를 사용하고 난 뒤에 실패하면 이번에는 B항암제를 써 보자고 한다. 혹은 두 가지 이상을 한꺼번에 사용하면서 효과가 있기만을 바랄 때도 있다. 하지만 이렇게 여러 가지 항암제를 조합하거나 또는 순차적으로 투여하여 환자를 완벽하게 치료한다는 것 자체가 쉽게 만날 수 있는 행운은 아니다. 일부에서는 생존기간의 연장이 보고되기도 하지만, 암이 완전히 제거된 완전관해 상태로 5년 이상 생존한 환자의 예는 거의 없다. 특히 한 가지 항암제(monotherapy)로 완치 문제를 논하는 것은 항암 치료 1차 실패 환자를 대상으로는 거의 불가능에 가깝다. 그런 단일치료제는 없는 것 같다.

치료율이 아주 낮은 말기암과 '고칠 수 있는 암'인 초기암을 똑같이 '암'이라고 부르는 것은 마치 사스(SARS)와 감기를 똑같은 이름으로 부르는 것이나 마찬가지라고 생각한다. 환자들도 헷갈릴 수밖에 없다. 암을 치료하는 의사 중 누가 말기암 관리 능력이 있는지, 초기암 전문가인지, 3기암 전문가인지 분간할 수가 없다. 말기암, 적어도 4기암부터는 별도의 관리와 분류가 필요하다. 초기암과 말기암을 같이 논하는 것 자체가 암 정책의 최대 오류이다.

결국 암 사망률에도, 암 치료율에도 '비진행암인 초·중기암'의 생존률이 포함되어 숫자가 부풀려지고, 이렇게 부풀려진 숫자는 때로는 공포의 이유로 작용하거나, 때로는 지나치게 부풀려진 거짓 희망이 되기도 한다.

현실이 그렇다. 지나친 절망이 바람직하지 않듯, 근거가 부재한 희망 역시 암에 대한 정확한 이해를 방해하는 요소이다. 세상 모든 일이 그렇듯, 암에 있어서도 정확한 이해는 최선의 대처를 위한 최우선의 조건이다.

암을 견디고 암과 함께 살아가고 결국에는 암을 이겨내기 위해서는 무엇보다 암에 대한 '오해'에서 벗어나 암을 정확하게 있는 그대로 이해할 필요가 있다.

진행암과 비진행암을 나누어 특징들을 살펴보고 암 진단과 치료의 현실을 짚어봄으로써 항암 치료에 1차 이상 실패한 진행암을 바라보는 우리의 시각에 어떤 변화가 필요할지 생각해 보고자 한다.

공포를 이겨야 진행암을 이긴다

제대로 알면 진행암도 무섭지 않다

암환자에게는 암도 암이지만 암이 주는 공포로 인한 고통도 만만치 않다. 암환자의 공포는 어느 누구도 죽음을 확실히 막아줄 수 없다는 데에서 기인한다. 그래서 선현들은 병을 고치려면 먼저 마음을 고쳐 잡으라고 했다欲其之治病 先其之治心. 진행암 치료에 임할 때 새길 만한 좋은 가르침인 것 같다.

암이란 무엇인가? 암환자를 진료하다 보면 궁금해지지 않을 수가 없다. 암은 정말 특이한 존재다. 불멸의 세포 덩어리이며 무척 영리하기도 하다. 분명 우리 몸이 만들어낸 것인데 이런 것이 어떻게 생기게 되었을까? 왜 생겼을까? 왜 낫지 않을까? 현대에 이르러 암환자는 폭발적으로 증가했고 언제까지 얼마만큼 늘어날지, 가히 예측을 넘어서는 수준은 아닐지 두렵기만 하다. '눈부신 발전'을 이루었다는 현대 서구의학의 환경에서도 암 사망률을 떨어뜨리지 못하는 것은 왜일까?

암은 악성 종양이다. 종양은 일반인들이 머릿속에 떠올리는 대로 우리 몸 어느 부분에 혹이 생기는 것이다. 아마 제일 먼저 생각나는 이미지가 혹일 것이다. 하지만 혹이 생겼다고 모두 암은 아니며, 반대로 혹 모양을 이루지 않았어도 암인 경우가 있다. 가령 위암 및 간암 같은 내장암이 전자의 경우이며, 백혈병 같은 혈액암은 후자에 해당한다.

암은 돌연변이 세포이기도 하다. 어쩌면 이것이 좀 더 정답에 가까운 대답이다. 암을 다른 말로는 '악성 신생물'이라고 부른다. 정상 상태를 벗어난 세포가 암일 때가 있지만, 돌연변이라고 무조건 암은 아니라는 얘기다. 키워드는 '악성'이냐 아니냐이다. 암세포는 끝없이 분열하여 커지고 퍼지며 그 수가 많아진다. 그리고 인접한 정상세포를 침범한다. 이 과정에서 환자의 몸에는 엄청난 고통이 따르고, 신체 기능은 점점 마비되어 간다. 걷잡을 수 없이 진행 속도가 빨라지면서 타 장기 전이도 빠르게 일어나고, 결국 말기암은 눈 깜짝할 사이에 몸 전체를 장악하게 된다.

겉으로 보기에는 아무 이상이 없어 보이는 사람이 우연히 병원을 찾았다가 "암입니다. 3개월 남았습니다."와 같은 의사의 진단을 듣는 장면은 텔레비전 드라마에도 간혹 등장한다. 실제 진료 현장에서도 심심찮게 일어나는 일이다. 환자들에게는 청천벽력 같은 소식이 아닐 수 없다. 그저 조금 식욕이 떨어지고, 부쩍 피로하고, 묵지근한 통증이 느껴지고, 몇 달 사이에 체중이 줄어드는 증상 등이 있었던 것뿐인데, 그저 과로나 스트레스 때문이라고 생각하고 넘겼을 뿐인데 암이라는 진단을 받자마자 급격히 상태가 나빠져 몇 달 안에 사망하다니. 어떻게 이런 일이 일어나는 걸까. 이유는 간단하다. 암의 진행이 말기로 갈수록 더욱 가속화되어 악화 속도 역시 점점 더 빨라지기 때문이다.

이 암의 가속화와 관련해 생각해 볼 수 있는 것이 바로 '공포'의 문제다. 암을 이기려면 '공포'에 대한 이해가 필수적이다. 유럽에서 활동하는 저명한 중국계 의사 황여우평 박사(베이징 국제노화장지의학센터 고문)는 30년 동안 매년 200여 구의 병사자 시신을 부검한 결과 흥미로운 사실을 발견했다. 암환자는 암으로 사망하기도 하지만 암에 대한 공포 때문에 사망하는 경우가 그만큼 많다는 것. 암 자체보다도 암에 대한 충격 탓에 기대생존기간보다 일찍 사망하는 사례가 종종 있다는 것이다. 실제로 신경정신과에서도 불안이나 공포감은 자율신경에 영향을 미쳐 인체 면역력을 저하시킴으로써 암세포의 증식을 촉진할 수 있으며, 이 충격을 얼마만큼 극복하는지에 따라 치료율에도 큰 차이가 난다고 말한다. 암 자체가 사망의 원인이 되기도 하지만, 다수의 환자들을 사망에 이르게 하는 요인 중 하나는 '공포가 동반된 암'인 셈이다.

진행암에 대한 공포를 이겨내는 방법은 막연한 희망과 잘못된 믿음에서 벗어나, 비록 냉혹한 현실일지라도 이를 사실대로 받아들이는 자세를 갖추는 것에서 출발해야 한다. 진행암에 대한 냉혹한 진실을 정확하게 알아야만 공포의 실체를 우리가 정확하게 알 수 있다. 그래야만 진정한 해결책을 찾을 수 있다.

비진행암(초·중기암)과 진행암
수술할 수 없는 진행암에 대한 대안

서구의학에서는 암을 1기에서 4기까지 네 단계로 나눈다. 1기가 초기고 4기가 말기다. 하지만 좀 더 세밀한 기준을 적용해 보면 각 구간은 아래의 표와 같이 보다 세분화될 여지가 있다. (물론 특정암은 이 규율을 따르지 않는 경우도 상당수 있다.)

비진행암(초·중기암)				진행암(advanced cancer)				
1기	2기	3기A	3기B	4기	4기 항암1차 실패	4기 항암2차 실패	4기 항암3차 실패	4기 항암3차 이상 실패

암은 온몸 어디에든 생길 수 있기 때문에 암이 생긴 장기나 부위의 이름을 붙여 폐암, 간암, 뇌암 하는 식으로 따로따로 말을 한다. 암의 병기 구분도 이에 따라 달라진다. 단순히 종양 덩어리의 크기만으로 1기, 2기, 3기를 나누는 경우가 있는가 하면 주변 조직을 침범한 정도를 보

고 나누기도 한다. 암은 또 림프절에 전이되었는지의 여부를 중요하게 살피는데 이것이 전이의 첫 단계라고 할 수 있기 때문이다. 서구의학에서는 림프절 전이 여부와 림프절 침범 개수 또는 어느 부위를 침범했는가 등으로 암의 진행 단계를 구분한다. 처음 암이 발견된 곳에서 얼마나 멀리 떨어진 장기에 암이 나타났는지를 판단하는 원격 전이 여부도 암이 얼마나 심각한 상태인지를 가늠하는 기준이 되는 중요한 요소이다. 이런 기준을 간단히 TNM이라고 부른다. 각각 T는 암종의 크기(tumor size), N은 림프절(node), M은 전이(metastasis)의 머리글자다. 이 세 가지가 암의 상태를 판단하는 핵심 기준인 셈이며, 이에 따라 병기를 나눈다. 1기, 2기는 아직 상대적으로 위험이 덜한 상태, 즉 초기이고, 4기는 이미 많이 진행되어 치료가 힘들고 생명을 위협하는 단계에 이른 암이라고 할 수 있다.

이처럼 1, 2, 3기로 나누는 것이 서구의학의 분류 방식이다. 우리 팀은 이 진단 방식을 차용하고는 있지만 간단히 둘로 나누어 다시 본다. 즉 수술할 수 있는 비진행암과 수술할 수 없는 진행암, 이렇게 두 가지로 나눈다. 대략 3기A까지는 수술이 가능한 암이고 3기B부터는 수술이 불가능한 암이다. (3기B 일부는 의사 판단으로 수술이 감행되기도 한다.)

다시 말하자면 4기를 기준으로 이후는 진행암(advanced cancer), 그 전까지는 비진행암이라고 부를 수도 있다. 진행암이란 암이 '커지고(advance)', '퍼지는(sprite)' 것을 말한다. 즉 '전이되는(metastasis)' 것이 진행암의 특징이다. 암이 자라는가 자라지 않는가 하는 것은 아주 중요한 판단 항목이다. 암이 자라는 진행암은 치료 목적을 가지고 수술하지 않는다. 환자를 조금 더 살리기 위해 수술을 하는 경우가 있기는 하지만 눈에 보이는 암을 잘라내 근본적으로 제거할 수 있다는 생각으로 수술하지는 않는다는 뜻이다.

현재 서구의학에서는 초기암의 경우 수술로 암조직과 그 주변까지 떼어내 버리는 외과적 치료법이 가장 보편적으로 사용되고 있다. 확실히 눈에 보이도록 자라난 암, 특정 장기에 자리를 잡고 종양으로 나타난 암을 처리하는 데는 그냥 잘라내는 것이 가장 빠르고 효율적인 방법일지 모른다. 그러나 모든 암을 잘라낼 수 없다는 데 진행암의 진실이 숨어 있다. 앞서 말했듯이 진행암은 수술로 해결할 수 없을 정도로 커졌고, 퍼졌고, 여러 군데 한꺼번에 나타났고, 전이가 된 암이다. 수술로 해결할 수 없으니 현재 서구의학의 치료에서는 항암제 화학요법과 방사선요법을 주로 사용한다. 하지만 항암제 화학요법이든 방사선요법이든 진행암을 잡기란 결코 쉽지 않다.

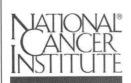

Advanced Cancer:
"Cancer that has spread to other places in the body <u>and usually cannot be cured</u> or controlled with treatment."

진행암은 어떠한 치료법으로도 치료할 수 없는 암이다.

http://www.cancer.gov

진행암을 두고 미국 암의사협회나 국립암연구소에서는 이렇게 말한다. "Advanced cancer usually cannot be cured." 진행암은 일반적으로 잘 치료되지 않는다, 즉 고치기가 어렵다. 치료가 불가능한 암, 치료할 엄두를 못 내는 암이라고 해도 과장된 해석은 아니라고 생각된다. 실제로 폐암 3기B에서 4기까지는 간혹 5년 생존율이 1퍼센트다, 5퍼센트다 하고 한 자릿수 치료율을 이야기하기도 한다. 그리고 어떤 암의 경우에는 10퍼센트 이상을 말하기도 한다. 하지만 그 수치가 맞는다고 해도 10퍼센트가 치료되었다면 90퍼센트는 치료되지 못하고 사망했다는 이야기이다. 중세에 그 무서웠던 흑사병의 치사율이 85퍼센트였다고 한다. 그러나 4기암은 극소수가 살았다는 것도 믿기 어려울 정도로 사망률이 높다. 실제로 속수무책이라고 해도 지나치지 않을 정도의 치료율임을 짐작할 수 있다.

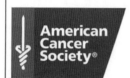

"When we refer to advanced cancer........, we are talking about cancers <u>that cannot be cured</u>."

진행암은 어떠한 치료법으로도 치료할 수 없는 암이다.

http://www.cancer.org

그러니 진행암의 예후는 어떤 치료 방법을 동원하든 그다지 밝지 못하다. 더욱이 자라고 퍼지는 특성이 나타났다는 것은 치료법으로서의 수술을 무의미하게 만든다. 3기B부터는 대개 완치를 위해 수술을 하는 것이 아니다. 다만 생존기간을 얼마만큼이라도 늘리기 위하여 여러 방법들 중 한 가지를 선택하여 적용한 것이 수술이 되는 셈이다. 그 방법은 수술이 아닌 방사선이나 항암제 치료일 수도 있다. 때로는 여러 가지를 혼합하기도 한다. 그러니 치료 방법으로써 수술이라는 수단을 암에 적용하는 것은 대개 3기B 이전의 암에만 유효하게 의미 있는 이야기다.

암의 상태와 단계를 판단하는 9가지 기준 (최원철 교수 제안)			
TNM	**T**	Tumor size	암종의 크기
	N	Node	림프선
	M	Metastasis	전이
MIM	**M**	Mutation	돌연변이
	I	Invasion	조직침윤
	M	Metastasis	전이
GNH	**G**	Growth	성장
	N	Necrosis	괴사
	H	Hardening	경화

나는 수술로 해결되는 것은 대개 비진행암이라고 판단한다. 앞서서 서구의학에서 암의 병기를 가늠하는 기준으로 TNM 세 가지를 들었다. 암을 정의하는 특성에는 이밖에도 여섯 가지를 더 들 수 있다. 우선 세 가지, 줄여서 MIM이라고 말하는 특징들이 있다. 돌연변이(mutation), 조직침윤(invasion), 전이(metastasis)가 그것이다. 그 다음으로는 성장(growth) 여부도 중요하다. 전이가 되었어도 자라지 않고 그냥 그대로 있으면 암이 아닐 수도 있다. 의사들이 촬영한 이미지를 보고 "3개월 뒤에 다시 와 보세요."라고 말하는 것도 자라는지의 여부를 보려고 하는 것이다. 다섯 번째는 괴사(necrosis)다. 암이 자라는데 주위 조직이 멀쩡하고 장기에 아무런 이상이 없으면 암이 왜 그렇게 무섭다고 하겠는가. 조직 괴사는 암이 처음 생길 때 정상 조직을 파고들어가는 침윤과는 차이가 있다. 침윤이 초기에 일어나는 것이라면 괴사는 나중에 일어나는 것이다. 마지막으로 경화(hardening)가 있다. 암이 발생했는데 말랑말랑하고 순환도 잘

되고 몸이 더 부드러워진다? 그렇다면 그것은 암이 아닐 수도 있다. 암이 진행되면 대개는 몸이 굳는다. 내장뿐 아니라 전체적으로 뻣뻣해지고 정체가 일어나며 순환과 배출이 제대로 되지 않는다(obstruction). 하수도가 막히는 것이다. 혈관이 굳어서 막히고 썩어 가게 된다. 한방에서 가장 경계하는 어혈, 바로 그것이다.

앞의 세 가지와 나머지 여섯 가지, 총 아홉 가지 요건에 모두 해당하는 것은 4기 진행암일 가능성이 크다. 바로 수술할 수 없는 암, 내가 말하는 진행암이다.

그렇다면 수술할 수 없는 '진행암', 특히 '항암 1차 이상 실패한 4기암' 앞에서 우리는 속수무책일 수밖에 없는가? 수술도 안 되고 이도저도 안 되면 그저 시간이 가기만을 기다려야 하나? 그렇지 않다. '수술할 수 없는 암'이라는 것이 '치료 방법이 없다'는 의미는 결코 아니기 때문이다. 수술할 수 없는 '진행암'을 다루는 방법은 근본적으로 그 접근을 달리해야 한다. 서구의학은 그 환자가 왜 암에 걸렸는가 하는 문제는 제쳐두고 오로지 눈에 보이는 암과 싸워 이기는 데에만 신경을 쓰고 있는 것 같다.

엄밀히 말하면 우리의 진짜 적은 눈에 보이는 암 덩어리가 아니라 암 덩어리를 생기게 만드는 몸 자체인데 말이다. 미 국립암연구소에서조차 치료가 불가능한 단계라고 선언한 대다수 4기암, 즉 수술할 수 없는 '진행암', 특히 '항암 치료에 실패한 4기암'에 대한 해법을 찾는 것, 그것이 바로 전 세계적으로 40년째 계속되고 있는 '암과의 전쟁'에서 기선을 잡을 수 있는 핵심 전략인 셈이다.

사망의 진짜 원인은 진행암

진행암과 항암 치료

하지만 현재 암의 진단에서는 지금까지 말한 암의 특성이 모두 필요
충분조건으로 적용되지는 않는다. 초기일수록 더욱 그렇다.

범위를 다소 넓게 잡아 3기A까지 치료 전반기로 본다면 현대 서구의
학에서 이에 대처하는 방법은 일단 수술이다. 화근을 떼어내 버리자는
것이다. 그러나 이 방법으로 위험이 제거되면 좋은데, 그렇지 못한 경우
가 있다. 가시적으로 드러나지 않고 몰래 숨어 있는 암들이 남아 있을
수 있기 때문이다. 폐암은 3A라도 5년 생존율이 7~30퍼센트 내외이다.

앞에서도 이야기했듯 진행암에 대해서라면 극히 일부를 제외하곤 더
더욱 수술이 의미가 없다. 진행암에 대해서는 증상 완화나 생명 연장을
목적으로 여러 방법을 찾아 치료가 행해지고 있는데, 이는 보이는 암의
제거에만 초점을 맞춘 것이어서 완치를 기대하기는 어렵다. 일단 눈에 보
이는 덩어리는 제거했다 해도 이후에 새롭게 암이 생겨나면 암이 '재발'

혹은 '전이'되었다고 말한다. 수술 실패일 수도 있고 이미 퍼져 진행되어 있던 것일 수도 있다.

진행암에 있어서 항암제 치료도 예상되는 생존을 일부 연장시키기 위한 불가피한 선택이지 결코 완치 목적에 부합하는 최선의 해결책이 아닌 것 같다. 일부는 생존기간 연장에 도움이 되기도 하지만 심각한 경우에 독성으로 인한 부작용에 시달리거나 내성 발현으로 인해 치료적 한계에 부딪히게 된다. 그러므로 환자의 몸이 암과 항암제의 양면 공격을 견디는 동안 암을 억제하고 줄여 없애기 위해, 혈액종양내과 의사들(oncologist)은 환자에게 도움이 되는 아주 어려운 선택을 해야 한다.

좀 더 자세히 설명하면 이렇다. 3기B, 4기암의 치료율이 넉넉잡아 10퍼센트는 된다고 가정하면 그렇게 열 명 중 한 명을 살렸다고 해도 실제 치료 시에 단일 방법이나 단일 약제로 성공한 경우는 매우 드물다. 따라서 현재 의료 현장에서는 여러 종류의 항암제가 순차적으로 늘어나면서 복합 투약되고 있으므로, 단일 약제로 치료에 성공한 사례는 더욱 찾기 어렵다. 또한, 단일이 아닌 복합 제제로 인한 성공 사례의 재현성을 기대하는 것 역시 쉽지 않다.

단일 효과로 암이 나은 예가 없는 것도 이러한 문제 때문이다. 진행암 환자가 항암제를 투여받으며 생존했다고 해도 어떤 한 가지 약을 쓰는 기간은 보통 3~5개월 내외이다. 오래 써야 16~24개월이며, 이러한 사례에 대한 논문이 드물게 나와 있는데, 그렇다 해도 아주 극소수 확률일 뿐이다. 그 최대한의 기간 16개월 동안 한 가지 약제를 써서 버틴다고 가정하더라도 완치 판정 기간 5년을 채우기는 거의 불가능한 일이다. 앞의 약이 더 이상 듣지 않게 되었을 때 새 약을 쓰면 그때마다 새 약에 내성을 보이지 않고 매번 장기생존 효과가 나타나야 한다는 뜻이다.

그렇게 5년을 생존해야 완치라고 부른다. 단일 약으로 완치될 확률은 거의 없는 셈이다.

엄청난 확률을 뚫고 5년을 살았다! 그렇다면 축하할 일이다. 그러나 현실적으로 항암제가 효과를 보이는 기간 PFS(Progression Free Survival, 무진행 생존기간)는 평균 3~5개월 내외인데, 이는 독성과 내성 발현 때문이다.

상황이 이러할진대 진행암으로 인한 연간 사망자가 머지않아 100만 명을 훌쩍 넘어설 미국 의료계는 무슨 생각을 하고 있는지 궁금하다. 최근 국내외 방송 및 언론에서 암 전문가들이 예후가 좋은 암이라고 평가한 스티브 잡스의 투병 결과에 전 세계인의 이목이 쏠리고 있다. 그는 종양 제거 수술 후 간으로 전이되어 재발하자 간 이식을 진행했으며 세계에 몇 대 없다는 양성자 치료기를 이용한 치료도 병행하고 있다. 말하자면 이제까지 인류에 없었던 새로운 치료법을 시도하고 있는 셈인데, 이 새로운 치료법들로 스티브 잡스가 완치된다면, 이제까지 시도해 보지 못한 전혀 새로운 것에서 답을 찾는 계기가 될 수도 있을 것이다.

진행암의 치료 성적
무엇을 위한 의학 연구인가?

암에 관한 몰이해와 오해가 여전히 만연한 탓에 이런 이야기를 사람들이 이해하고 받아들이려면 아직도 십수 년의 세월이 필요하지 않을까 생각한다. 암을 대하는 자세가 단순하고 천편일률적이기는 일반인이나 의료인이나 마찬가지이다. 대다수의 의사는 그렇지 않겠지만 진행암도 50퍼센트 정도는 치료되는 줄 알고 있는 게 일반적인 인식이다.

사정이 이렇다 보니 일각의 환자들은 일단 암으로 병원에 가면 진행암도 50퍼센트의 치료율을 보이는 것으로 알고 온다. 그러나 불행히도 진행암 4기는 단일 항암제로 완치된 경우가 거의 없다. 국내 암 사망 원인 1위인 폐암의 경우는 더욱 그러하다. 완치는 요원하고 단일약물 생존율이 아닌 복합치료의 경우 환자의 50퍼센트가 사망하는 시점인 중간생존기간(Median Survival Period)이 6.7~9개월 내외이다. 항암 치료 1차 실패의 경우에는 더욱 줄어든다.

서구의학의 폐암 진행암 치료성적

Author	Stage	Phase	Therapy Line	Regimen	No of Patients	Respones Rate(%)	Median Overall Survival Time(mos)	1-Year Survival Rate(%)
Smit et al. 2003		II	2nd line	Pemerexed (platinum pretreated group)	44	4.5	**6.4**	25
				Pemerexed (non platinum pretreated group)	35	14.3	4	20
Marinis et al.			2nd line	Premetrexed		60	7	30
Hanna N et al.	Stage III or IV	III	2nd line / previously treated with chemotherapy	Dorcetaxel	288	8.8	7.9	29.7
Cohen M et al.	Locally advanced and metastatic NSCLC		2nd line / Failure of at least one prior chemotherapy regimen	Erlotinib	488	8.9	**6.7**	31.2
				Placebo	243	0.9	4.7	21.5
Santoro A et al.			2nd line / previously treated at least one cisplatin containing chemotherapy regimen	Gefinitib	73	9.6	4	13.1

> Response rate, median overall survival time, 1-year survival rate of chemotherapeutic agents as first line chemotherapy and second line chemotherapy

❙ 1차 항암 치료 실패 이후 2차 항암 치료를 재시도한 환자의 경우 중간생존기간이 4~7.9개월이었다.

치료율이 90퍼센트 이상인 갑상선암 발생율이 높아지면, 그리고 기수와 암 종류에 관계 없이 모든 암의 생존율을 계산하게 되면 아무 연구나 투자를 하지 않아도 현재 초기-중기-말기 모든 암환자의 생존율이 아마도 50퍼센트 이상으로 올라갈 수 있을 것이다.

1기암 환자가 많아지면 더더욱 그 수치는 더욱 올라갈 수 있을 것이다. 그러나 이러한 이면에 여전히 4기암 치료에 있어서는 별 진전이 없다는 사실이 엄연한 현실로 남아 있음을 우리는 주목해야 할 것이다.

1998년에 미국 하버드대학교 의과대학 쥬다 포크만 박사(Dr. Judah Folkman)가 신생혈관 억제 단백질을 이용한 새로운 암 치료제인 앤지오스타틴과 엔도스타틴 개발에 성공해 언론에 대서특필되었다. 《뉴욕 타임스》와 CNN 등의 언론은 이에 대해 "쥐의 몸속에 있는 모든 암세포의 완전제거가 가능한 신약 2종류가

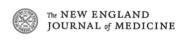

The NEW ENGLAND JOURNAL of MEDICINE

THE NEW ENGLAND JOURNAL of MEDICINE

EDITORIALS

Crizotinib — Latest Champion in the Cancer Wars?
Bengt Hallberg, Ph.D., and Ruth H. Palmer, Ph.D.

Three articles in this issue of the *Journal* report on the therapeutic potential of a new kid on the kinase inhibitor block: crizotinib, an ATP-competitive inhibitor of the anaplastic lymphoma kinase (ALK) receptor tyrosine kinase.

Kwak et al.[1] summarize a study involving patients with non–small-cell lung cancer who were enrolled in a phase 1 trial, starting in 2008, hot on the heels of a study in which cell lines derived from non–small-cell lung tumors were shown to be sensitive to NVP-TAE684[2] and crizotinib (PF-02341066).[3,4] From a cohort of 1500 patients with non–small-cell lung cancer, 82 (5.5%) were found to carry an ALK rearrangement on fluorescence in situ hybridization (FISH). The authors note that not all of these genetic rearrangements were confirmed as EML4-ALK,[5] which suggests that other ALK fusions may be present, such as TFG-ALK[6] and KIF5B-ALK.[7] Although the best-studied ALK fusion is the nucleophosmin (NPM)-ALK protein found in lymphoma, it is reasonable to expect that a number of the signaling pathways activated by NPM-ALK will also be involved in transformation by variants such as EML4-ALK (Fig. 1).

Most of the patients with non–small-cell lung cancer who carried the EML4-ALK translocation were nonsmokers and had adenocarcinomas. Even though more than 90% of these patients had undergone at least one previous line of therapy, the investigators observed a 57% response rate to crizotinib, according to Response Evaluation Criteria in Solid Tumors (RECIST), with a rate of disease control of 87% at 8 weeks. Although a control group was lacking in this study, these results compare very favorably with the reported 10% response with second-line chemotherapy. At a mean treatment duration of 6.4 months, 27 patients had stable disease, 46 had a partial response, and 1 had a complete response. All patients tested negative for amplification of MET, another target for crizotinib, which suggested that the therapeutic effect is through inhibition of ALK.

These results raise the question of whether crizotinib will yield equally strong responses as the first therapeutic intervention or whether a combined approach will be more beneficial. At a rate of approximately 5% positivity for ALK rearrangement, the number of potential patients for crizotinib therapy is substantial, approaching 10,000 annually in the United States alone. Clearly, with mutant epidermal growth factor receptor (EGFR), K-RAS, and ALK as important clinical determinants in this type of lung cancer, the use of genotyping as standard practice must be considered as a move toward personalized therapy.

As with the kinase inhibitors already in use, such as imatinib and EGFR inhibitors, kinase inhibition frequently leads to the appearance of drug-resistance mutations within the target kinase itself. Although Kwak et al. do not address this issue, it is possible that in a number of ALK-positive patients who had a limited response in this study, such mutations may have developed either before or during treatment with crizotinib. This factor is clearly illustrated in a study by Choi et al.,[8] who describe mutations in EML4-ALK that confer resistance to crizotinib. Their data support the independent appearance of mutations leading to C1156Y and L1196M coding changes in a patient with non–small-cell lung cancer who had an initial strong clinical response to

N ENGL J MED 363;18 NEJM.ORG OCTOBER 28, 2010

The New England Journal of Medicine

nejm.org at KYUNGHEE UNIV HOSP AT GANGDONGGUB on May 11, 2011. For personal use only. No other uses without permission.
Copyright © 2010 Massachusetts Medical Society. All rights reserved.

개발되었다."며 암 치료의 신기원을 알렸다. 이후 2006년에는 미국 국립암연구소 스티븐 로젠버그 박사(Steven A. Rosenberg, M.D., Ph.D.)의 유전자요법 역시 암 치료 연구에 획기적인 전기가 될 것으로 주목받았다. 하지만 두 경우 모두 5년 완전관해에는 성공하지 못했다.

2010년 NEJM(New England Journal of Medicine)에는 임상시험중인 P회사의 신약 후보에 대한 논문이 여러 편 게재되었다. 이 중 암이 완전히 사라진 경우가 89명 중 1명에게서 발견되었으며 이 경우 CR(Complete Response)이라 부르는 암 소실이 2년간 유지되었다는 내용이 있었다.

NEJM은 이 신약 후보에 대해 "Latest Chpampion"이라 일컬으며 금세기 최고 성적의 항암제 후보라고 칭송하고 있다.

항암 1차에 실패한 4기암의 1명 완전관해, 2년 생존 환자라는 결과에 대하여 이들은 왜 그렇게 열광하는 것일까?

항암 1차 실패 진행암 환자들이 처해 있는 냉혹한 현실을 사실 제일 정확하게 알고 있는 것은, 그들을 치료하는 의료진과 관련 연구진인 것이다. 그들이 가장 힘들어하고 고민하는 전이암 환자들에 대한 새로운 대안이 제시되었기에 그들은 그렇게 열광한 것이 아닐까.

항암 1차 실패 4기암에 대한 재현성 높은 암 치료 방법이 나타나지 않는다면, 21세기에 암으로 사망하는 환자는 천문학적으로 증가할 것이다.

항암 실패 4기암 환자가 된다면?

이대로 끝인가?

암을 대할 때에는 언제나 최악의 상황에 대한 철저한 대비가 있어야 한다. 이때 훌륭한 보호자의 역할이 필수적이다. 내가 흔히 말하는 '암 치료의 삼三정성'이란 똑똑한 의사가 아니라 '성실한 의사와 성실한 보호 자 그리고 성실한 환자'이다. 세 주체가 체계적이고 협조적으로 움직일 때 비로소 성공적인 치료를 기대할 수 있다.

이는 내가 장기생존자들에게서 관찰한 결과이다. 암을 진단받은 후의 대처법에 대해 보다 구체적으로 짚어 보자. 가령 내가 암이라면 어떻게 대처할지에 대해 생각해 본다면 나름 의미 있는 사례가 되지 않을까. 그 도 그럴 것이 명색이 국내 최초로 양한방 협진을 시작한 병원의 통합암 센터 수장을 맡고 있다 보니 타 대학 교수들은 물론 기자들로부터도 이 따금 "최 교수가 항암실패 4기암이라면 어떻게 치료할 거요?"라는 질문 을 받곤 하기 때문이다. 질문을 하는 이들은 내가 암일 경우 서구의학의 치료법을 사용할지 한방 치료법에 의지할지 내심 궁금한 모양이다. 그럼 이 질문에 대한 답을 시작해 보겠다. 물론 이에 대한 판단은 전적으로 읽는 이들의 몫이다.

4기암이 의심된다면 다음의 순서대로 진단과 치료를 받아 볼 것이다.

첫째, 가장 먼저 '유전자 돌연변이 검사 및 암세포 유무 혈액검사'를 받겠다. 종양 유전자 돌연변이 정도를 파악하여 이를 토대로 치료에 도전할지 생명연장에 도전할지 목표를 세우기 위해서이다.

유전자 검사 (예)

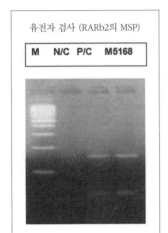

유전자 검사 (RARb2의 MSP)

| M | N/C | P/C | M5168 |

Oligochip 대표도: MGMT, DAPK, APC, RARb2

❚ 25개 종양억제유전자 중 MGMT, DAPK, retinoic acid receptor-beta 2(RARb2), APC의 4가지 유전자가 hypermethylated 되어 있으며 Sodium bisulfulfite처리 후 대부분의 CpG가 methylated되어 있어서 sense는 cytosine(C), antisense는 guanine(G)으로 바뀌지 않고 나타남.

두 번째, 폐색이나 뼈 전이 및 향후 응급상황으로의 진행 가능성 등을 판단하기 위해 전이 여부를 탐색하는 PET-CT(Positron Emission Tomography, 양전자 단층촬영)를 찍는다.

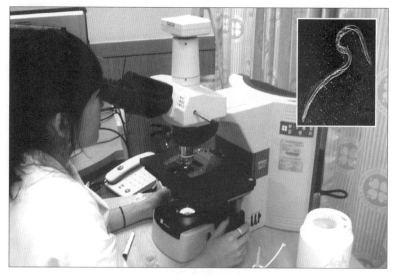

▌ 한방에서는 최근 환자의 혈액을 이용해 어혈 특성을 찾는 연구를 진행 중이다.

세 번째, 세포 조직 검사 전 '암의 확산을 방지하기 위해 암을 싸는 어혈제' 한약을 먹겠다. 그리고 조직검사를 받는다.

네 번째 한방의 '삼암三癌 분류 어혈진단법'을 통해, 암을 없애는 것이 좋은 '서축암徐縮癌'인지, 암을 그대로 유지시키는 것이 좋은 '유지암維持癌'인지, 암이 서서히 자라도록 건드리지 않고 제어만 하는 것이 더 유리한 '서증암徐增癌'인지 분류한 후, 각 암의 특성에 따른 넥시아 용량을 결정하고 기타 보조치료 프로그램을 먼저 구성하겠다. 위 삼암三癌 분류는 진행암에 한하여 시행하는 것이며, 일반적인 비진행암의 경우 대다수 양방 치료를 권유하고 있다. 실제로 내가 관리한 진행암 환자 중 가장 오래 생존했던 환자는 '서증암'으로 판단되어 암이 서서히 증식되도록 저용량 넥시아를 투약한 폐암 4기 환자로, 양쪽 폐와 뇌, 뼈까지 전이된 상태이지만 13년간 건강하게 생존한 바 있다.

문제는 서서히 축소시켜야 유리한 서축암인데 4기암을 완전관해시키기란 쉽지 않은 일이다. 특히 항암 실패 이후 4기암을 단일 항암제로 관해시켜 완치시킨 사례는 찾아보기 힘들다. 특히 서축암이 식도나 기도에 가까운 경우에는 반드시 양방 치료를 병행하는 것이 좋다.

유지암의 경우는 세심한 접근이 필요하다. 약물 독성이 없어야 성공하므로 넥시아의 경우 투약량 결정이 중요하다.

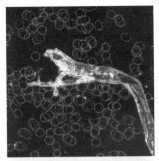

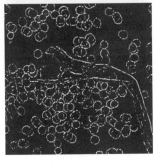

▌ 다크필드 고배율 파장 분석 현미경에 의해 관찰된 어혈

다섯 번째, 만약 급격히 증식되는 서축암이라면 서구의학의 항암 치료 병행을 고려할 것이다.(공보겸시攻補兼施)

여섯 번째, 미국의 웨인 스탁 박사가 개발한 파동 분석기 MRA와 역

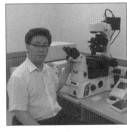
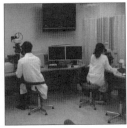
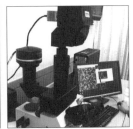

▌ 컨포컬 레이저 주사 현미경

시 일본의 나까무라 교수가 개발한 파동 분석기 QRS를 이용하겠다. 보통 4기암에 관한 결과가 나오면 나는 공격요법은 쓰지 않겠다.

4기 진행암인 경우에 있어서 치료 가능성은 '항암 1차 실패' 이전까지가 남아 있는 것이고 '항암 2차 실패'에서의 치료 사례는 극히 일부이며 '항암 3차 실패' 단계에서는 임상에서 완치자를 거의 찾아보기 어렵다.

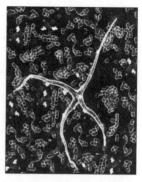

❚ 담관암 환자에게서 여러 촉수가 나타나 있는 혈액 모습이다. 동그랗게 보이는 부분은 적혈구이며, 불가사리 모양은 어혈로 추정되는 물질로 연구 중이다.

진행암, 그중에서도 특히 4기암이 의심되는 시기부터는 마치 시한폭탄을 다루듯 조직검사 이전 단계부터 철저히 계획하고 준비해야 한다. 새로운 수술을 앞둔 외과의가 수십 번을 시뮬레이션 하듯이 준비해야 살아남을 수 있다. 진행암 치료에서 가장 위험한 단어는 '일단 한번 해보고 또 결정하자'는 말이다. 그때는 이미 늦은 것이다.

진행암 따라잡기
1%의 암이 아닌 99%의 몸을 보자

암에 대한 오해는 무지에서 온다. 환자는 인간이 맞닥뜨릴 수밖에 없는 죽음이라는 두려움에 직면해 있다. 환자와 가족들은 당장 앞에 닥친 문제에 대응하는 것만으로도 버겁다. 고통스러운 투병 과정에서의 스트레스와 경제적인 부담 등등, 암과의 투병 과정은 환자와 가족 전부가 싸움에 나서야 하는 총력전이 된다.

이 책을 통해서 말하고 싶은 것은 많이 있지만 제일 중요한 것은 암에 대한 이해이고, 이는 허위를 벗겨 낸 진실이어야 한다. 환자들은 암에 대한 두려움으로, 일부 의료인은 암 치료에 관한 이권이나 자존심, 권위 의식, 그리고 자신들의 존재 가치에 대한, 기존 시스템에 대한 방어 본능으로 암의 진실을 은폐하고 왜곡할 수도 있다. 전문가가 아닌 사람들이 암에 관해 너무나 많은 말을 하고 있고, 실제로 암 치료를 하고 실제로 환자를 고친 사람들의 말은 그 소음에 묻혀 들리지 않게 되어 버린다.

한의학의 어혈론에서는 암을 생태계의 또 다른 생명체로 이해한다. 암 또한 존재 이유가 있다는 것이다. 몸이 적응을 못하면 어혈이 생기는데, 즉 암의 씨앗이 생기는 것이다. 낯선 자극을 버티다 버티다 더 버티지 못하는 어느 순간 정상세포가 암세포로 넘어가는데, 이는 몸 전체의 균형이 어긋났기 때문이다. 한의학은 암보다는 암을 만든 몸의 불균형을 치료하는 것으로 시작된다.

이렇게 가역적인 균형추 현상으로 바라보는 것이 동양의학의 암에 관한 병리관이다. 몸의 1퍼센트만을 차지하고 있는 '암'의 제거에 혈안이 되는 것이 아니라, 99퍼센트의 몸을 본다. 그리고 이 몸과 깊이 융합하여 순환하는 생태계를 본다. 이러한 관점에는 무엇이 균형이고 무엇이 생명을 위하는 길인지에 대한 고민이 담겨 있다. 말하자면 비록 암이라 할지라도 암을 만드는 환경과 몸을 먼저 정상화하여야 한다는 것이다. 대상을 좋은 것, 나쁜 것으로 가르지 않고 연속되어 돌아가는 음양의 조화로 본다는 이야기이다. 음이 있으면 양이 있고 양이 있으면 음이 있다.

세균을 잡기 위해 소독을 해대면 무균 상태에서 오래 사는 것이 아니라 면역력이 약해져서 더 빨리 죽을 수도 있다. 세계적인 장수촌들을 보면 그렇게 대단히 위생적이진 않다. 흙 떨어진 게 더럽다고 한다면 자연은 더러운 것이다.

나는 지난 20여 년 동안 암환자와 함께했고 그중에서도 말기암 환자들에 대한 연구와 진료로 대부분 시간을 보냈다. 나에게 오는 환자는 대다수 항암 실패 4기암 환자이다. 진행암에 있어서는 어떤 의학도 환자에게 만족을 주지 못하고 있다. 특히 항암 치료를 1차라도 실패한 4기암의 경우 완치 기록이 없는 것이 현실이다. 나는 이 부분에서 할 일이, 할 말이 많다.

암이란 무조건 다 나쁜 것이 아니다. 암은 싸워야 할 대상이 아니라 일부 암은 달래가며 함께 살아야 할 대상이라고 나는 오래전부터 믿어 왔다. 비정상적인 세포가 오랫동안 몸속에서 함께 살다가 몸의 균형이 깨지면서 점차 세력을 키우게 되면 암으로 자라는 것이다. 암을 볼 것이 아니라 몸을 보아야 한다.

요컨대 암에 대한 분명한 인식이 먼저 재고되어야 한다. 암이라면 무조건 죽는다는 단순한 관념에서 벗어나야 할 필요가 있다고 본다.

나는 서구의학자가 아닌 동양의학자로서 암에 대해 서구의학과 다른 접근, 다른 시각을 제공할 수 있다고 자부한다. 오랜 기간 진화의 노정을 걸어온 생물체이며 그 몸과 생리에 역사성을 지닌 인간이라는 존재가 주체인 이상, 의약은 갓 만들어진 새것이 좋다고만 말할 수는 없을 것이다. 전통의학의 유산은 40~50년도 안 된 치료법이나 약제들이 가질 수 없는 긴 시간의 시험을 거쳐서 살아남은 보물이다. 나는 이론가가 아닌 임상가로서 실제로 암환자들을 치료하면서 이 점을 스스로 입증해 왔다. 그리고 거기에서 암을 이해할 극최신의 아이디어를 뽑아낼 수 있었다. 지금까지 암에 대한 개념 자체를 바꾸어 놓을 적응 이론, 진화 의학 이론에 독자들과 의료계가 귀를 기울여 주었으면 한다.

진행암의 끝

냉혹한 현실

1998년 9월 30일자 중앙일보에는 S대 의과대학 H교수 팀이 1991년 3월부터 1996년 2월까지 서울대학교 병원에서 말기암 판정을 받은 환자 271명을 대상으로 조사한 결과에 대한 기사가 실렸다. 논문에서 H교수는 환자들이 평균 11.2주, 즉 78일의 생존기간을 보였다고 발표했다.

한편 JCO(Journal of Clinical Oncology)에 2011년 6월 20일 등재된, 국

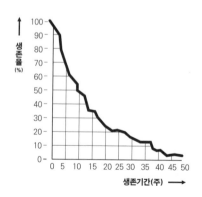

내 유수의 대학 병원 등을 조사하여 발표한 논문(29:2474-2480)을 보면 항암제 치료에 불응하거나 거부한, 또는 기능이 저하된 말기암 환자의 중간생존기간이 약 70일이라는 결과를 확인할 수 있다. 이는 근 15년이 지났음에도 불구하고 1996년 S대 H교수의 발표와 유사한 연구 결과임을 보여 준다.

ECOG	환자 수	중간생존기간
0-2	286명	85.0일
3-4	195명	60.0일

이 논문에 의하면 말기암 환자의 ECOG의 PS에 따른 중간생존기간의 차이는 25일뿐이었다. 환자의 수행능력을 나타내는 ECOG(Eastern Cooperative Oncology Group)의 PS(Performance Status)란, 아래와 같은 단계로 나뉘어진다.

Grade	PS
0	무증상(질병이 없던 때와 같이 활동이 가능한 상태)
1	증상은 있으나, 완전하게 거동이 가능한 상태 (육체적으로 힘든 활동은 제한되나 보행 및 거동과 가벼운일 또는 앉아서 하는 일이 가능하다. 예를 들어, 가벼운 집안일, 사무)
2	증상이 있고, 침대에서 50퍼센트 이하(모든 자가-간호와 보행 및 거동이 가능하나, 노동이 불가능한 상태, 낮시간의 50퍼센트 이상은 병상을 떠나 생활할 수 있음)
3	증상이 있고, 침대에서 50퍼센트 이상.(자가간호는 제한적으로 가능하고, 낮시간(깨어 있는 시간)의 50퍼센트 이상의 시간을 침대 또는 휠체어에서 보내는 경우)
4	침대생활(완전히 무능력하다. 어떤 자가 간호도 할 수 없는 상태. 완전하게 침대 또는 휠체어에 제한됨)

한편 집중치료실(중환자실) 사용 여부에 따른 차이는 8일 차이가 있을 뿐이었다.

중환자실 사용	환자 수	중간생존기간
사용	297명	66.0일
미사용	45명	58.0일

전이 여부에 따른 차이 역시 흥미롭다. 전이 여부에 따른 중간생존기간의 차이는 40일뿐이었다.

전이	환자 수	중간생존기간
전이 있다	428명	69.0일
전이 없다	47명	109.0일

환자의 교육수준에 따른 중간생존기간의 차이는 없었다. 환자의 지식이나 지적 노력이 아무 도움이 되지 않았다는 이야기이다.

교육수준)	환자 수	중간생존기간
고졸	396명	69.0일
전문대이상	85명	69.0일

말기암 진단을 내리게 된 이유는 다음과 같이 나뉜다.

말기상태인 이유	환자 수	중간생존기간
항암제 치료 불응성이거나 항암제 치료 거부	335명	80.0일
기능저하, 탈진	145명	65.0일

정리하자면, 아래와 같은 원인에 의한 중간생존기간의 차이는 거의 없었다.

① 환자의 고등교육 여부

② 병원 완화치료의 여부

③ ICU(집중치료실)의 이용 여부

④ 항암제 치료를 거부, 혹은 항암제 치료의 의미가 더 이상 없는 경우

　　등의 말기암 진단 이유의 차이

오직 환자의 수행능력인 ECOG의 PS 상태에 따른 중간생존기간의 차이와 전이 여부에 의한 중간생존기간의 차이가 다소 있었을 뿐이다.

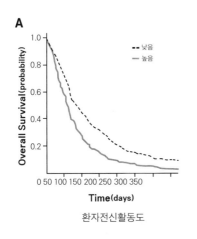

환자전신활동도

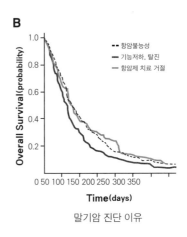

말기암 진단 이유

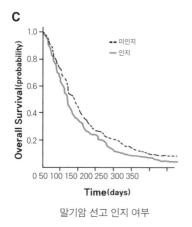

C

말기암 선고 인지 여부

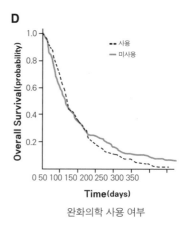

D

완화의학 사용 여부

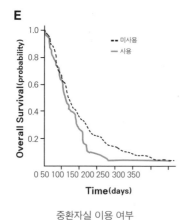

E

중환자실 이용 여부

| Fig 3. Overall survival curves for potential prognostic factor subgroups. (A) Eastern Cooperative Oncology Group performance status (ECOG PS) score. Low (PS 0-2):
median, 85.0 days; 95% CI, 69.0 to 103.0 days; high (PS 3-4): median, 60.0 days; 95% CI, 54.0 to 69.0 days. (B) Reasons for terminal illness. Refractory to chemotherapy: median, 81.0 days; 95% CI, 67.0 to 93.0 days; general prostration: median, 65.0 days; 95% CI, 52.0 to 69.0 days; refusal of additional chemotherapy:
median, 77.5 days; 95% CI, 65.0 to 101.0 days. (C) Awareness of terminal illness. Median number for No, 85.0; 95% CI, 69.0 to 98.0; median number for yes, 67.0;
95% CI, 61.0 to 73.0. (D) Use of palliative care. Median number for No, 67.0; 95% CI, 61.0 to 80.0; median number for yes, 64.0; 95% CI, 50.0 to 83.00. (E) Use of
intensive care unit. Median number for No, 66.0; 95% CI, 61.0 to 75.0; median number for Yes, 58.0; 95% CI, 47.0 to 86.0.

이쯤 되면 말기암 환자들의 중간생존기간이 약 60~70일(약 두 달)이었

음을 알 수 있을 것이다. 연구 결과로 정상인과 같은 수행능력을 갖추었

던(ECOG 0) 환자들 역시 '항암제 실패' 혹은 '항암제 치료 거절' 경우도 6개월에서 1년 이상 생존하기가 쉽지 않다는 추정이 가능하다.

충격적인 것은 사회 각계에서 추진하고 있는 말기암 완화의료, 즉 사망 전 고통을 줄이고 조금이나마 도움을 주려는 연명치료가 말기암 환자의 생존기간 연장에는 눈에 띄는 도움을 주지 못하고 있다는 사실이다. 암환자의 사망 전 고통을 줄이고 조금이나마 생명을 편안하게 연장하며 웰다잉(Well-dying)을 도와주는 완화의료에 대한 정책적 배려와 의료진들의 적극적 관심과 연구가 절실히 필요한 상황이다.

지금이라도 늦지 않았다. '진행암(흔히 4기암)은 거의 못 고친다.'라는 것과 '항암 실패한 4기암은 못 고친다.'라는 사실을 있는 그대로 대중에게 알려야 한다. 한 해 평균 100만 명이 암으로 사망하는 미국에서도 진행암이나 항암 치료 1차 이상 실패 4기암의 치료가 가능하다고 잘못 알려져 있는 것은 아닌지 의심스럽다. 아직도 우리 국민들은 1차 항암 치료에 실패해도 4기암을 고치는 줄 알고 치료를 받고 있다. 고치는 치료가 아닌 병의 진행을 완화시키는 치료임을 명백히 밝혀야 한다.

치료법이 없는 질병에 대한 의료 윤리

헬싱키 선언 서울 개정본

1964년 헬싱키에서 열린 18회 세계의사협회 총회에서는 일명 '헬싱키 선언(Helsinki Decalaration)'이라 불리는 인간 대상 의학 연구에 관한 윤리 강령 발표가 있었다. '사람을 대상으로 한 의학 연구에 대한 윤리적 원칙'이라는 정식 명칭이 말해 주듯 이 선언은 인체실험에 대한 근본 원칙과 윤리 규범을 담고 있다. 연구에 있어서 환자에게 미리 충분한 설명을 할 것, 환자의 치료를 목적으로 하는 것과 치료적 가치가 없는 순과학적 실험 사이에는 근본적인 구별을 할 것 등의 내용이 눈에 띈다.

2008년에는 세계의사협회의 헬싱키 선언에 대한 '서울 개정본'이 발표되었는데 그중 '의학적 치료를 겸한 의학 연구를 위한 추가 원칙'에 해당하는 한 항목을 소개하면 다음과 같다.

헬싱키 선언(서울개정본) 의학적 치료를 겸한 의학 연구를 위한 추가 원칙

35. 환자의 치료에서 입증된 치료법이 없거나 효과적이지 않은 경우, 의사는 검증되지 않은 시술이 환자의 생명을 구하고 건강을 증진시키고 고통을 경감시키는 데 도움이 된다고 판단할 경우, 전문가의 조언을 구한 후 환자나 법정대리인으로부터 동의를 받아 이 시술을 사용할 수 있다. 가능하다면 시술은 안전성과 효능이 평가되도록 설계되어 연구의 대상이 되어야 한다. 모든 경우에 있어서 새 정보는 기록으로 남겨야 하고 적절하다면 공개하여야 한다.

WORLD MEDICAL ASSOCIATION DECLARATION OF HELSINKI-Seoul revision Ethical Principles for Medical Research Involving Human Subjects

(2008. 10. 22)

항암 실패 4기암 역시 '입증된 치료법이 없거나 효과적이지 않은 경우' 에 해당한다. 헬싱키 선언의 윤리적 연구 원칙에 따르면 항암 실패 4기암 에 대한 치료법 역시 의사 입장에서 '환자의 생명을 구하고 건강을 증진 시키고 고통을 경감시키는 데 도움이 된다고 판단할 경우 전문가의 조언 을 구한 후 환자나 법정 대리인으로부터 동의를 받아' 해당 치료법을 사 용할 수 있는 것이다. 항암 실패 4기암의 치료법을 둘러싼 국내 의료계 의 논란에서 한번 생각해 볼 만한 구절이다.

우리 팀의 넥시아 프로젝트 역시 이러한 헬싱키 선언의 윤리 원칙을 지키는 범위 안에서 이루어졌다고 자부할 수 있다. 그간의 넥시아 연구 개발 과정과 넥시아의 유래가 된 옻나무 수액에 대한 고문헌의 기록 내용들을 정리해 보면 다음과 같다.

● 옻나무 수액의 사용 유래

1. 중국 1800여 년 『신농본초경』(한대漢代)의 약재 사용 기록

2. 중국 1400여 년 『비급천금요방』(당唐, 652년)의 어혈치료 기록

3. 한국 600여 년 전 『향약집성방』(조선, 1433)의 적취 치료 기록

4. 중국 500여 년 전 『의학입문』(명明, 1575)의 적취 치료 기록

5. 중국 400여 년 전 『본초강목』(명明, 1596년)의 적취 치료 기록

6. 한국 400여 년 전 『동의보감』(조선, 1613년)의 적취 치료 기록

● 넥시아의 연구 과정

1. 1990년대 문헌근거 수집

2. 1990년 중반 알레르기 제거 포제법 완성

3. 1996년 암 환자 통증제거 목적으로 사용

4. 1997년 암 환자 치료목적으로 사용

5. 2001년~2009년 장기투약을 위한 독성안전성 확인(GLP 기관에서 시험)

6. 1999년~2000년 공개진료 실시

7. 2004년~2006년 : 1997~2001년 치료받은 환자의 장기 생존에 대한 후향적 연구(식약청 공인 임상시험수탁기관 LSK의 조사)

8. 2006년 9월 제1회 암 치료 EBM심포지엄, 216명의 장기생존에 대한 후향적 연구 결과 발표 (前 미국 NIH 통계실장 Jack Lee 박사)

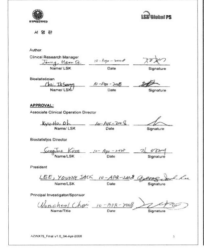

■ 장기생존자 LSK 분석 서명 ■ 『넥시아 리뷰』 분석 서명

9. 2007년 3월 제2회 국제동서암심포지엄(서울)

10. 2008년 11월 제3회 국제동서암심포지엄(서울, 폐암 전향적 코호트 연구 발표)

11. 2008년 미국 NCI OCCAM에서 공동연구 요청, SCI 논문 발표

12. 2009년 미국 NCI OCCAM에 연구교수 파견

13. 2009년 11월 미국 NCI OCCAM과의 공동연구 1차 세미나

14. 2009년 11월 넥시아 유래 천연물신약 시험약 '아징스'의 '2상' 임상시험계획 허가

15. 2010년 SCI논문 발표, 넥시아 리뷰 Vol.1, Vol.2 발행

16. 2010년 10월 넥시아 유래 천연물신약 시험약 '아징스'의 '후기 2상' 임상시험계획 변경 허가

● 안전성 평가

우리가 간과하지 말아야 할 사항은 넥시아의 원료가 되는 한약재는 이미 대한민국 정부에서 사용 허가한 것이라는 점이다. 때문에 별도 허가나 실험이 필요 없지만 우리 연구 팀은 근 10여 년에 걸친 지속적인 독성 안전성 평가를 실시하기도 했다. (아래 안전성 평가를 위한 동물 시험 항목 표 참조)

치료법이 없는 치료에 대해서는 치료 성과와 치료에 관련된 자료를 공개하여 평가를 받는 것이 헬싱키 선언에 부합되는 연구이기에, 우리 연구팀은 50여 편의 논문을 발표하였으며 22가지 국제 기준의 독성 안전성 평가를 시행한 것이다. 그리고 모든 결과를 국제학술대회에서 여러 차례 발표하였다.

	시험항목
1	참옻나무물의 랫드에 대한 2주 경구반복 용량결정시험(2 weeks dose range finding(DRF) study(Oral) of Extract of Rhus verniciflua in rats)
2	참옻나무 추출물의 랫드를 이용한 13주 경구 반복투여 독성시험 및 4주 회복시험(13 week repeated dose toxicity (Oral) and 4 week recovery study of Extract of Rhus verniciflua in rats)
3	참옻나무추출물;세균을이용한복귀돌연변이시험 (Extract of Rhus verniciflua; In vitro reverse mutation study)
4	참옻나무 추출물; Chinese Hamster Lung(CHL) 배양세포를 이용한 염색체 이상시험(Extract of Rhus verniciflua; In vitro chromosomal aberration study using CHL cultured cell)
5	참옻나무추출물; 마우스를 이용한 소핵시험 (Extract of Rhus vernicflua; Micronucleus test in mice)
6	ACM909(참옻나무)의 랫드를 이용한 26주 경구 반복투여 독성시험 및 4주 회복시험
7	ACM909의 랫드를 이용한 4주 경구반복투여 용량결정시험 (Four-week oral repeated dose range finding(DRF)study of ACM909 in rats)

8	ACM909의 비글견을 이용한 용량증가 반복 경구투여 독성시험 (Oral repeated dose escalating study(DES)of ACM0909 in Beagle dogs)
9	ACM909의 비글견을 이용한 4주 반복 경구투여 독성시험 및 2주 회복시험(Oral 4 week repeated dose toxicity study and 2 week recovery period of ACM909 in Beagle dogs)
10	ACM909의 비글견을 이용한 13주 반복 경구투여 독성시험 및 4주 회복시험(Oral 13 week repeated dose toxicity study and 4 week recovery period of ACM909 in Beagle dogs)
11	ACM909의 랫드를 이용한 경구투여 수태능 및 초기배 발생시험(Capabilities for fertility, early embryo development and implantation study(Oral) of ACM909 in rats)
12	ACM909의 랫드를 이용한 경구투여 배·태자 발생 독성용량결정시험 (Oral developmental toxicity dose rage finding(DRF)study of the embryo/fetuses of ACM909 in rats)
13	ACM909의 랫드를 이용한 경구투여 배 · 태자 발생 독성시험(Developmental toxicity study(Oral) of the embryo/fetuses of ACM909 in rats)
14	ACM909의 랫드를 이용한 경구투여 출생 전후 발생 및 모체기능 시험(Pre and post-natal development including maternal function study(Oral) of ACM909 in rats)
15	ACM909의 토끼를 이용한 경구투여 배 · 태자 발생독성 용량결정시험(Oral developmental toxicity dose range finding (DRF) study of the embryos/fetuses of ACM909 in Rabbits)
16	ACM909의 토끼를 이용한 경구투여 배 · 태자 발생독성 시험 (Developmental toxicity study(Oral) of the embryos/fetuses of ACM909 in rabbits)
17	ACM909의기니픽에서의항원성형가 (Assessment of Antigenicity of ACM909 in the Guineapig)
18	ACM909의 일반약리시험
19	ACM909의 사람유래 폐암 세포주 A549를 이식한 누드마우스에서의 항암시험
20	ACM909의 암세포에 대한 세포자멸사 효능시험
21	참옻나무추출물의 전이암억제 효과시험
22	참옻나무추출분말(AZINX75)의 랫드를 이용한 단회 경구투여 독성시험

❚ GLP 비임상시험기준 식약청 고시 제 2000-63호에 근거하여 실시
❚ 의약품 등의 독성시험기준 식약청 고시 제 1999-61호에 근거하여 실시

한의학이
보는 암

구어성괴久瘀成塊와 백병필어百病必瘀

암은 어디서 왔을까?

암은 어디서 왔는가? 그 출발은 무엇이었는가?

의사에게, 또는 암 연구자에게 암의 원인을 묻는다면 다양한 답을 들을 수 있다. 현대 서구의학에서는 암의 원인이 되는 것으로 바이러스부터 시작하여 중금속, 유기화합물, 방사선, 기타 인체가 접하게 되는 수많은 외부 요인들을 이야기한다. 현대의 대기오염이나 수질오염 또한 암의 원인으로 꼽힌다. 공통점은 이들이 지닌 유독성의 '발암물질'이 우리들 몸에 작용하여 암을 만든다는 것이다.

물론 모두 옳은 이야기이다. 그것이 무엇이 되었든 인체의 균형을 무너뜨리는 외부 요인이라면 암 발생률과 분명 관계가 있고, 그런 발암물질에 노출되거나 접했을 때 암이 생기는 빈도가 늘어나는 것이 사실이다. 동양의학도 이러한 점을 부정하지는 않는다. 그러나 동양의학에서는 문제를 바라보는 시각이 조금 다르다. 서구의학과 다른 접근 방식으로 암 문제를 바라보는 동양의학의 관점을 설명하기 위해 위의 질문을 한번 바꾸어 보자. 여기에 아주 강력한 발암물질이 있다. 이 물질을 접한 사람 백 명 중 절반에게서 암이 발병할 수 있다고 가정하자. 그렇다면 이 물질을 백 명이 접하면 그중 암이 되는 경우는 일단 50명뿐이라는 것인데, 암이 생기지 않은 나머지 50명은 어떻게 된 것일까?

암이 병균처럼 신체 외부에서 침입해 들어온 것이라고 할 때, 발병하지 않은 사람들에게도 암의 원인은 분명 침입했다. 그런데 왜 그 사람들에게서는 암이 생기지 않았을까? 그 사람들의 몸은 해로운 물질을 어떻게 처리한 것일까? 그리고 암이 발병한 사람들의 몸은 애초에 그 해로운 영향을 받았을 때 그것을 어떻게 감당하려고 했을까? 어쩌면 암이 생긴다는 것은 역치를 넘어서는 자극을 받고서 그것을 감당해 내기 위해 사람의 몸이 만들어 낸 탈출구일 수 있다. 이 점을 곰곰이 생각해 보아야 한다.

서구의학의 시각에서는 질병의 원인을 주로 외부에서 찾는다. 그러나 동양의학에서는 외부의 요인이 발생했을 때 그에 대한 인체의 대응에서 병의 원인을 찾는다. 어떻게 치료할 것인가 하는 문제를 해결하려면 애초에 병에 걸린 사람의 몸이 어떤 상태에 있었고 왜 이런 병으로 반응하게 되었는가 하는 점을 살펴봐야 한다. 외부적 요인이 경험해 보지 못한 새로운 것일 경우 이에 대해 인간 개체는 새로운 변화에 갑자기 잘 적응할 수 있을까?

한의학에서 암의 역사는 매우 길다. 방대한 문헌과 기록을 보유하고 있는 동아시아 전통의학 체계에서 옛사람들은 아주 오래전부터 암을 인

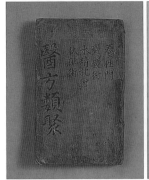
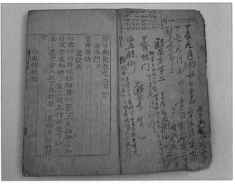

의방유취醫方類聚: 세종 27년(1445)에 김순의, 노중례, 김유지 등이 공동으로 편찬한 의학 백과사전. 전권 266권으로, 한의학의 기초이론과 임상 및 응급 사례를 총망라했다.

식하고 있었다.

요즘은 하도 복잡하게 여러 가지 요인을 이야기하다 보니 암의 발생 원인에 대해 한마디로 말하기 어렵다. 수백 가지 원인 중에 어느 것 하나라고 말할 수 없듯이 어느 것 하나 틀렸다고 할 수도 없다. 여러 원인이 복합적으로 작용하기 때문이다. 그런데 동양의학에는 이 모든 원인들이 인체에 복합적으로 작용했을 때 나타나는 문제를 한마디로 갈파하는 말이 있었다. 그것이 바로 '어혈瘀血'이다.

한방을 좀 접해 본 독자들은 이쯤에서 "뭐야." 하실지도 모르겠다. 그렇다. 한의사들에게 이야기를 하라고 하면 모든 병의 원인을 어혈이라고 말한다. 실제로 한의학에서 다루는 수백, 수천 가지 병증이 어혈로부터 오고, 그러니 한의학은 어혈 연구를 바탕으로 서 있다고 해도 될 정도다. 중풍도 어혈에서 온다고 보고 관절도 어혈을 먼저 연구한다. 그렇다면 거의 모든 병의 원인으로 이야기되는 어혈이란 무엇일까?

어혈은 육울六鬱에서 온다. 육울이란 요즘 말로 하면 스트레스(기울氣鬱), 활성산소(식울食鬱), 바이러스감염(열울熱鬱), 성인병(담울痰鬱, 습울濕鬱, 혈울血鬱) 등이다. 어혈은 피가 엉긴 것, 순환이 제대로 되지 않는 것을 뜻한다. 즉 탈 없이 순환되어야 할 기와 혈의 흐름이 막힌 것이다. 어혈 외에 담痰이라는 것도 한의학에서 기본적으로 말하는 신체 이상의 개념인데, 어혈과 마찬가지로 무엇이 막히고 정체된 것을 뜻한다. 어혈과 담은 실제로 거의 같은 병증이면서 음양으로 나뉜다고 보면 된다. 쉽게 이해하려면 일상생활에서 '담 걸렸다' 또는 '어혈이 생겼다'고 말할 때 우리가 느끼는 증상을 떠올리면 된다.

음에 속하는 것, 즉 음중지음陰中之陰은 어혈 병리현상이고, 양에 해당하는 것, 즉 음중지양陰中之陽은 담이다. 담 역시 갖가지 질병을 일으키는 정체 현상으로서, 십병구담十病九痰이라고 하여 열 가지 병 중 아홉 가지는 이 담 때문에 생긴다고 말한다. 기울생담氣鬱生痰이란 담이 왜 생기게 되는지를 이르는 말인데, 기가 원활히 흐르지 못하면 담이 생긴다는 것이다. 어혈과 담이 종류는 달라도 흐름의 정체에서 온 것은 마찬가지이며 거의 모든 병의 원인이 된다고 동양의학은 보고 있다. 외상外傷으로 어혈이 질 수도 있고, 화를 내어 담이 생길 수도 있다. 원인이 무엇이든 일단 울체되어 생긴 어혈이 오랫동안 풀리지 않고 묵으면 적취積聚가 된다. 이 적취가 바로 현대의학에서 말하는 암이다.

어혈이 오래되면 덩어리가 되고 — 구어성괴久瘀成塊 — 어혈이 백 가지 병의 원인이 된다 — 백병필어百病必瘀 — 는 것이 한의학의 이론이다. 우리가 하는 암 치료도 바로 여기에 근거를 둔다.

동양의학에서 본 암

몸도 자연의 일부, 암도 자연의 일부

한의학의 어혈 개념은 사실 너무나 방대하고 범위가 큰 이야기이다. 마치 옛 어른들에게 "인생을 어떻게 살까요?" 하고 여쭈어 보면 "도道!" 라는 한마디로 일갈하시는 것과도 같다. 이만큼 범위가 넓다 보면 틀리는 것도 없고 맞는 것도 없다. 일단 모든 병의 시작이 어혈이기 때문이다. 그러나 조금 더 좁혀 들어가 보면 여러 문헌과 기록에서 암에 관한 구체적인 내용들을 찾을 수 있다.

한의학 서적을 살펴보면 유독 종기에 대한 서술이 많은 것을 발견할 수 있다. 눈으로 볼 수 있는 신체 표면의 종창뿐만 아니라 보이지 않는 내부의 종양 덩어리에 관한 이야기도 자주 등장한다. 텔레비전 사극이나 다른 매체의 영향 탓인지 한의학에서는 해부를 한 적이 없었다든가, 신체 내부 구조를 잘 몰랐을 것이라고 생각하는 이들도 많은데 사실은 전혀 그렇지 않다. 굳이 해부를 통한 구조적 해부학이 필요치 않다고 생각한 시대가 있기도 했고, 사회적이고 관습적인 제약 때문에 구조적 해부학을 하고 싶어도 할 수 없는 경우가 있었겠지만, 동양의학에서도 인체 내부에 대한 지식은 전쟁 때나 기타 비상시를 통하여 필요한 만큼 언제나 보유하고 있었다. 실제로 현대 해부학에서 파악한 인체의 내장 모습과 천 년 전 전통 의학의 해부도 모습은 크게 차이가 나지 않는다. 그뿐 아니라 기술 문명이 발전한 시대에 사는 우리들로서는 짐작도 못할 만큼 정교한 여러 가지 기능적 방법으로 체내에서 일어나는 현상들을 파악하고 연구한 기록들이 동양의학의 여러 문헌에 존재한다. 몸속에 생기는 혹에 대한 것도 예외가 아니었다. 많은 기록들이 현대에 암으

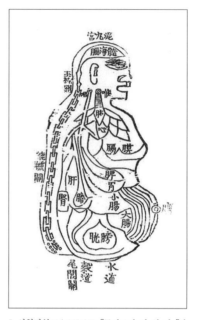

┃ 신형장부도身形臟腑圖:『동의보감』의 첫 장「신형身形」편에 등장하는 인체도로, 동적인 몸과 정적인 몸을 모두 아우르는 '신형'에 오장육부를 함께 그려 넣었다. 허준은 이 그림에 대하여, 사람의 머리가 둥근 것은 하늘을 본받은 것이고 발이 모난 것은 땅을 본받은 것이며 팔다리와 장부 등 모든 몸의 모습도 자연의 그것을 본받은 것이라고 설명함으로써, 단순하게 표현한 인간의 몸속에 동양의 전통적 자연관인 하늘과 땅 그리고 인간의 세 가지 요소를 상징적으로 담았다.

로 진단하는 병증과 일치하는 내용을 보여 주고 있으며, 그 시대도 매우 오래전으로 거슬러 올라간다.

지금으로부터 3000년 이상 전인, 기원전 16~11세기 중국의 상주商周

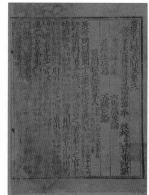
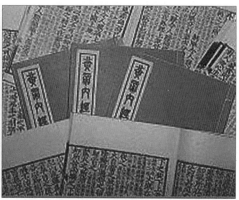

▎ 황제내경黃帝內經: 중국의 가장 오래 된 의서醫書. 약 2000년 전인 진나라·한나라 때에 편찬되었다
고 전해지며 황제와 명의名醫의 문답 형식으로 고대 중국의 의술과 신체관身體觀을 기술하고 있다.
「소문素問」과 「영추靈樞」의 2부, 전권 18권으로 구성되어 있다. 「소문」은 자연철학의 처지에서 병리
학설을 주로 다루었고, 「영추」는 침구에 관한 내용을 다루었다.

시대 것으로 추정되는 은허갑골문殷墟甲骨文에 벌써 유瘤라는 병명이 보
인다. 상나라 시대를 지나 서주西周 시대에 쓰인 『주례周禮』에서는 의사
를 네 가지로 나누어 식의食醫, 질의疾醫, 양의瘍醫, 수의獸醫라고 분류했
는데 이중 양의는 바로 종양을 치료하는 의사였다. 고대 동양의학에서
종양을 얼마나 중요시했는지 알 수 있는 대목이다. 이어서 『설문說文』,
『이아爾雅』, 『정자통正字通』에 보이는 종류腫瘤라는 명칭은 서로 성질에
차이가 있는 종양인 '종腫'과 '유瘤'를 통틀어 부른 것인데, 이 중 유는
일반적으로 콧구멍이나 내장 속 등 신체 내부에 생기는 살혹인 용종(茸
腫, polyp)을 뜻한다고 추정된다. 그리고 이것들이 생겨난 원인의 파악 및
치료법의 요체 또한 이후 문헌에 보이는 암 관련 기록과 치료에 대한 내
용에 거의 일치한다.

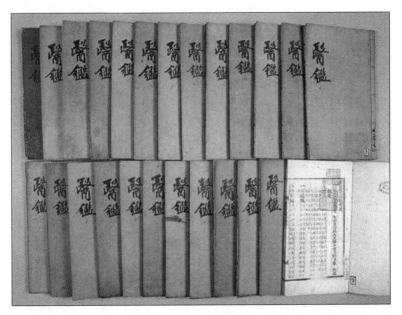

▎ 동의보감東醫寶鑑: 조선 시대 의관醫官 허준이 선조의 명에 따라 편찬한 의서醫書. 선조 29년(1596)에 우리나라와 중국의 의서를 모아 엮어 광해군 2년(1610)에 25권 25책으로 완성되었다. 임상의학적 방법에 따라 내·외과의 전문과별로 나누어 각 병마다 진단과 처방을 내리고 있으며, 2009년 유네스코 세계 기록 유산으로 지정되었다.

세월이 지나 기원전 3~5세기 것으로 추정되는 한의학 최초의 의서 『황제내경黃帝內經』에서는 종양에 대한 내용을 보다 폭넓게 다루고 있다. 여기에서는 암 증상과 일치하는 각종 증상에 대한 기록들이 보인다. 석류石瘤 장담腸覃, 석가石瘕, 적취積聚, 징가癥瘕, 열격噎膈, 반위反胃 등인데 주로 식도, 위, 장부의 소화기 암과 복강, 골반강, 자궁내 종양에 관한 내용이며 모두 현대의 임상 증상과 비교해 큰 차이가 없는 것을 확인할 수 있다. 2000년 이상 된 기록들이 이처럼 다양한 증상을 기록하고 있는 것이다. 물론 그 후로도 각종 의서와 문헌들에 암에 해당하는 종양 관련 내용은 무수히 출현한다. 그때마다 명칭과 세분화된 특징 및 그에 대응하기 위한 치료의 요점도 다양하고 심오하게 펼쳐진다.

이처럼 여러 명칭으로 기술된 내용 중 현대 서구의학에서 말하는 '진행암'에 해당하는 것이 바로 '적취'이다. 그래서 나는 앞서 말한 '진행암'을 '적취암積聚癌'이라고 부르려 한다. 적취의 정의는 『동의보감東醫寶鑑』에 다음과 같이 서술되어 있다. "적積은 흔적이다. 담혈痰血을 끼고 형形을 이루는 것인데 울체되고 쌓인 것을 말한다. 취聚는 실마리라는 뜻이다. 원기元氣에 의지하여 생기는 것인데 모이고 흩어짐이 일정치 않다.積者跡也 挾痰血以成形跡 亦鬱積至久之謂也 聚者緖也 依元氣以爲端緖 亦聚散不當之意也" 허준은 또 어혈이 적취가 되어 움직이지 않으면 죽는다고 하면서 비괴痞塊, 현벽, 징가, 적취 등은 모두 같은 것이라고 하여 당시 여러 가지로 파악하고 분류했던 암의 종류와 예후를 경고했다. "적취 중 분돈奔豚이 제일 치료하기 어렵다. 분돈은 아랫배에서 인후로 기가 치미는 것인데, 발작하면 죽을 것 같다가 다시 돌아와 멎는데, 모두 놀라고 두려워하여 생긴 것이다. 치료하기 어려운 것이 음허陰虛로 보補하기 어려운 것과 오랜 적積을 제거하기 어려운 것이다."라는 설명도 『동의보감』의 것이다.

한의학에서는 모든 병은 육울六鬱이라는 기혈 등의 울체에서 비롯된다고 말한다. 이로 인해 어혈과 담음이 형성되고, 급기야 적취에 이르게 되는 것이다. 쉽게 말해 엉기면 병이 된다는 것이다. 기혈의 순환이 원활할 때에는 백 가지 병이 생기지 않는다. 『내경內經』의 「백병시생百病始生」에서는 여러 가지 원인으로 어혈이 웅취되고 이로 인해 적積이 발생한다고 적고 있다.

『동의보감』에도 육울六鬱의 형성은 적취, 징가, 현벽 등의 근본으로써 종양 발생의 기전에 매우 중요한 병증으로 인식했다. 병이 해소되지 않고 결취되어 암이 생긴다고 본 것이다. 병의 진행을 급성, 아급성, 만성으로 나누어 본다면 종양은 5~15년의 시간적 축적 끝에 나타나는 만성질환인데, 종양이 발견되기 전에 종양이 발생하기 쉬운 환경적 성숙이 이루어지는 단계를 아급성 단계, 즉 육울六鬱이라고 하겠다.『동의보감』에 기록된 것을 보면 이렇다. "괴괴塊는 유형有形의 물物로, 기氣는 괴괴塊를 형성할 수 없고 식적食積과 어혈瘀血 담음痰飮으로 형성된 것이다. 괴를 치료하는 것은 마땅히 화火를 내리고 식적을 없애고 어혈을 돌리며, 괴가 제거된 후에는 크게 보補하여야 한다." 암의 원인과 치료의 근본 원리를 말한 대목이다.

실제 예후에 관해서도 이렇게 쓰고 있다. "비괴痞塊는 일명 징가癥瘕라고 하는데 이동하지 않는 것이다. 복중에 적취징가積聚癥瘕가 있으면 나쁜 징후이다. 만약 창만脹滿이 이미 생기고 흉복胸腹이 부풀어오르면 급한 것이니, 창공이나 편작이 와도 구하기 어렵다." 또 있다. "적취와 징가가 움직이지 않는 것은 난치難治이니 반드시 죽는다." 또 있다. "다섯 가지 적 중에서 분돈奔豚이 제일 치료하기 어렵다. 분돈은 아랫배에서 인후로 기가 치미는 것이니, 발작하면 죽을 것 같다가 다시 돌아와 멎는데 모두 놀라고 두려워하는 데서 생긴 것이다." 또한 "의사가 치료하기 어려운 것이 음허陰虛이니, 보하기 어려우며 오랜 적을 제거하기 어렵다."라고 하였다. 요즘 말로 풀어 말한다면, 암을 치료할 때 상황이 급해 공법을 쓰더라도 암 덩어리가 사라지면 힘써 몸을 보하여 몸의 저항력을 키워

주어야 한다는 말이다. 예후에 대한 것은 암이 말기에 이르러 암 덩어리가 걷잡을 수 없이 커지고 복수가 차 배와 가슴이 불룩해질 정도가 되면 손쓰기가 어렵다는 것과 오래된 암, 환자의 기력이 허한 경우는 난치임을 이야기하고 있다.

위에 든 것은 일부의 예에 지나지 않을 정도로, 옛 의서들에서는 적취의 원인과 현상, 예후에 관하여 큰 관심을 기울여 상세하게 기록하고 있다. 외과적 처치보다 주로 내과적인 진단과 처방으로 몸의 균형을 되돌리는 데 역점을 두었던 동양의학은 어떻게 보면 전신적인 병, 난치병인 암의 접근에 가장 밀접하게 연관되는, 역사적으로 축적된 지식을 활용할 수 있는 특별한 위치에 있었다고 할 수 있다. 안타까운 것은 여기에 묘방이 있어서 암도 척척 완치시키고 하면 좋겠지만, 현실적으로 그렇지는 않다는 것이다. 이처럼 암에 관한 기록이 풍부한 중에도 적취암을 잘 고쳤다는 이야기는 어디에도 없다. 허준도 그렇고 장경악도 그렇고 이제마도 그렇고, 역사에 남은 명의들이 한 말에도 고쳤다는 이야기는 별로 없다. "난치難治다." "치료가 어렵다." 하는 이야기는 많이 보인다. 그러고 보면 오늘날 미국 최고의 권위를 자랑하는 기관에서 한 말이나 몇백 년, 몇천 년 전 명의들이 한 말이 서로 일치한다. 진행암, 특히 한 번이라도 '항암 치료에 실패한 4기암'은 오늘날에도 못 고치고 있지만, 옛날에도 고치지 못하였다.

다만 앞서 살았던 사람들이 그것을 인지했고, 고치기 위하여 많은 모색을 했던 가운데 어느 정도 길을 닦아 둔 것이 있다고 볼 수 있다. 이것이야말로 우리에게는 더없이 고마운 선물이다. 앞 사람이 간 발자국이 길이 된다고 한다. 전통의학에는 오늘날 주류가 된 서구의학과는 다른 시각과 발상 외에도 오랜 시간 동안 인류가 쌓아 온 경험이 축적되어 있다는, 다른 무엇과 바꿀 수 없는 귀중한 장점이 있다. 아직 도달하지 못한 목표를 이루기 위하여 오늘날의 사람들이 적극 활용해야 할 자산이다.

300년 이상 된 이론이라야 믿을 수 있다

생태계의 최소 평가기준은 300년

한의학은 어쩌면, 불교로 이야기 하면, 경지에 오른 큰스님들이 하셨던 학문이 아닌가 싶다. 아마도 그래서 한의학 서적에 경經이라는 글자가 붙은 것은 아닐까. 한의학의 바이블인 『황제내경』은 책 이름에 성경, 불경 할 때의 '경經'을 붙여 '내경內經'이라고 부른다. 그리고 그 안에 남아 있는 2000년 이상 된 이론들은 오늘날 아무리 똑똑하다는 교수라고 해도 함부로 바꾸지 못한다. 세상에 2000년 동안 바뀌지 않고 전해 온 것이 있다면 그것은 어느 정도 도의 경지에 이른 사람이 쓴 것이라고 봐야 하지 않을까?

바꾸지 못하는 이유는 공부를 안 해서가 아니다. 물론 우리의 식견이 책에서 말하는 내용을 따라가지 못하는 것이 첫째 이유겠지만 설사 오늘날의 천재가 옛날 사람보다 더 똑똑하다고 자부하더라도 함부로 바꿀 수 없다. 왜냐하면 『내경』의 내용은 2000년 이상의 생태학적 검증을 거치면서도 보존되어 왔기 때문이다. 오랜 세월 동안 없어지지 않고 남아 있다는 것은 그것이 옳을 수도 있다는 뜻이다. 설사 지금 생각에 틀린 것 같다 해도 한번 주목해 보고 곰곰이 그 이치를 생각해 볼 가치가 있다고 본다.

흔히 말하기를 "이론이 천 년이 되면 단순해진다."고 한다. 나는 이 말 아래에 내용을 조금 바꾸어서 "이론이 300년이 되면 비로소 믿을 수 있다."고 덧붙이고 싶다.

가령 한국 사람이 영어를 배우는 초기에는 유창하지 못해 중얼중얼 말이 길다. 그러나 영어에 익숙해지면 짧은 말로도 간결하게 의사를 표현할 수 있다. 웃겨야 하는 개그맨들이 유행어를 만들려고 할 때도 길게 늘어놓으면 실패다. 간단한 말 속에 함축된 의미를 담아 낼 수 있어야 사람들에게 바로 통한다. 단순해지기 위해서는 그만큼 정련되고 다듬어져야 가능하다.

또한, 지금 옳아 보이는 것이 정말 적당한지 판단하는 데도 시간의 시험이 필요하다. 의학 이론이 간단한 진실로 함축되는 데에는 아무리 짧게 보아도 몇백 년 단위의 시간이 필요하다. 함축을 떠나 그것이 정말 통하는지 통하지 않는지, 새로운 의학적 발견이나 견해가 있을 때 그 결과를 확인해 보려고 한다면 적어도 인간의 세대로 10대를 지나 봐야 알 수 있지 않을까? 한 세대를 30년이라고 치면 10대면 300년이다. 서구의학과 동양의학은 출발점만 다를 뿐 300년 이상의 역사 흐름으로 보면 순환하는 것으로 이해할 수 있다. 예를 들어 설명하자면 버드나무가 해열작용이 있어 차茶로 이용되어 오다(Ⓐ), 전통의학자들이 약재로 사용하였고

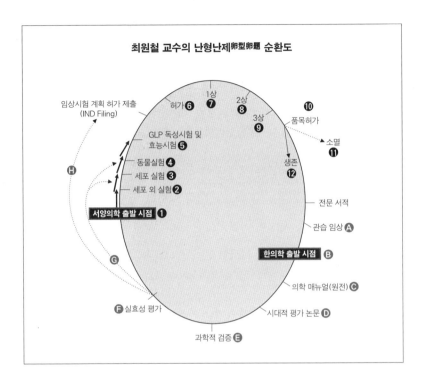

최원철 교수의 난형난제卵型卵題 순환도

(ⓑ), 후학들에게 전수하였으며(ⓒ, ⓓ), 그 지역 국가는 평가를 하여 약재로 공인하였다.(ⓔ, ⓕ)

어느 날 서양의학자가 보고 신약으로 만들려 마음먹고(①), 세포 실험을 거쳐(②, ③), 동물 실험을 하였고(④), 효과가 있자 GLP기관(Good Laboratory Practice) 기관에서 독성 안전성 효능시험을 거쳐(⑤), 국가기관에 임상시험계획서를 제출하여 임상시험 허가를 받았다.(⑥)

동물 실험을 하는 이유는 버드나무가 아니고 그 성분 중의 일부를 추출하여 화학적으로 합성한 것이기 때문에 사용 전례가 없고 인류가 최초 사용을 하기 때문에 향후 일어날 수도 있는 위험성을 최소화해 보

자는 시도이다. 물론 이 과정에서 많은 화학 신약은 부작용으로 탈락이
된다.

이후 여러 의료기관의 1상-2상-3상 임상시험을 거쳐(⑦, ⑧, ⑨) 품목허
가를 받게 된다.(⑩) 품목허가를 받아도 위해危害 부작용이 발생하면 판
매가 취소된다.(⑪)

만약 살아남는다면 의학서적 원전에 등재되고(Ⓑ, Ⓒ) 시대적 재평가를
받게 된다.(Ⓓ) 이런 식으로 순환하는 것이 의학과 약학의 역사이다.

시대적 잣대를 그 시대의 과학이라고 한다. 현재 새로운 과학의 잣대
로 만들어진 의약품이 300년 순환으로 살아남을 확률이 얼마나 될까?
생태계에 조금이라도 위해가 발생되면 자연 퇴출될 것이다.

그래서 나는 300년을 의학에서 필요한 최소한의 한 주기로 보는데, 한
방에서 그 주기를 세 번 이상 넘긴 이론 중의 하나가 모든 병은 어혈로
부터 온다는 백병필어百病必瘀와 어혈이 오래되면 덩어리로 뭉친다는 구
어성괴久瘀成塊 이론이다. 이것은 30세대 이상, 거의 1000년 이상 생태적
인 검증을 받은 이론이다.

의학의 발전은 본래 그 사회의 흥성기가 아니면 전쟁 때에 이루어진
다. 외과는 전쟁을 겪으면서 비약적인 발전을 하고, 내과는 르네상스 같
은 문화적 번영 속에서 내실을 쌓는다. 가령 임금이 어느 날 편안히 계
시다가 "아, 짐은 왜 이렇게 소화가 안 되는고? 때때로 머리도 지끈거리
는구나." 하시면 임금을 모시던 시의들이 다 떨쳐 일어나 진맥이다, 약이
다, 해 가며 온갖 노력을 기울인다. 이것이 평화로운 시기의 의학 발전이
다. 인체의 미묘한 이상을 감지하고 추적하는 연구에는 그만큼의 인력

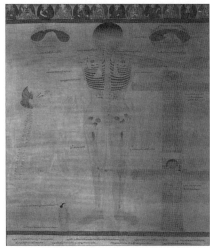
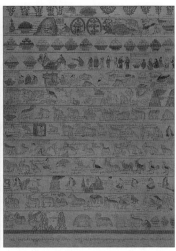

┃ 사부의전四部醫典: 2500년 전부터 티베트의 승려들 사이에서만 전해 내려온 의학서. 티베트 의학 궤도의 모태로, 서양에서 20세기에 이르러서야 개념화하기 시작한 해부학, 발생학 등을 17세기에 이미 체계화한 것으로 평가된다.

과 자원, 사회적 안정이 필요할 것이다. 그러니 내과적 발전에는 치세가 필요하다. 반면에 사람들이 온갖 부상과 병으로 죽어 가고, 그런 사람들을 과감하게 구하는 외과 수술이나 전염병 치료 같은 분야는 난세의 의학이라고 할 수 있다. 2차 세계 대전 때 나치가 유태인을 대상으로 삼아 갖은 잔혹한 실험을 하고, 일제가 731부대에서 우리나라 사람이나 중국인 등을 학살하면서 소위 마루타로 삼았던 것은 의학의 어두운 역사라고 할 것이다. 실제로 최초의 본격적인 항암제 개발은 전쟁에서 사용했던 무기용 독가스에서 힌트를 얻어 시작되었다.

지금 우리가 가지고 있는 한의학의 유산에는 평화 시에 이룩된 내과적인 것에 장점이 많고, 현대 서구의학은 전쟁을 통해 얻어진 유산에 장점이 많이 내재해 있다. 두 가지를 각각 살리면서 서로 보조하고 서로 배울 수 있다면 좋을 것이다.

무려 3000년 전에 이룩된 티베트 의학의 유산을 들여다보면, 비록 정교함은 다소 떨어진다고 하지만 근본 원리나 인체에 대한 이해는 결코 그 수준이 얕지 않았다. 세계 여러 문명권의 전통의학은 인간의 생사를 다루면서 진지한 탐구를 해 왔고 오랜 세월 동안 축적된 지식을 가지고 있었던 것이다. 해부에 대한 지식도 레오나르도 다 빈치가 해부도를 그리기 전에 벌써 수천 년 전부터 이루어졌고 각 문명권에 전승되어 왔음에 틀림없다. 티베트 같은 경우 조장鳥葬을 하는데, 새에게 시체를 공양하기 위해 배를 가르고 내장을 다 연다. 문화적인 금기가 작용했다 하더라도 그 사이사이, 인류가 살아오면서 몇백, 몇천, 몇만 번이나 해부를 시도했을 것은 자명한 사실이다.

현대의학이 과거의 전통의학보다 세련되었다는 것은 고도로 전문화, 집중화함으로써 같은 분야의 시술을 수없이 반복적으로 시행하면서 기술력을 집약했다는 뜻이다. 뇌신경전문의가 같은 수술을 백 번, 천 번 집도하면 자연히 경지에 오를 수밖에 없다. 옛사람들은 그만큼 많은 수술을 할 수 없었겠지만, 4000년 전, 5000년 전의 두개골 유물을 통해 우리는 그 옛날에도 어떤 숙련된 의사가 뇌수술을 시도했고 성공했던 것을 확인할 수 있다. 사람의 머리를 열고 칼을 대려면 그 전에 마취를 비롯한 여러 가지의 기본이 되는 학문이 있어야 한다. 그래서 최초에 무엇을 한 것을 보면 그 문화를 볼 수 있는 것이다.

한국 최초의 국립암센터, 치종청治腫廳

종양을 내과에서 보다

사람들이 잘 알지 못하는 사실이지만, 기실 우리나라는 암에 관한 한 어느 나라 못지않은 인프라가 있었던 나라다. 세계 최초의 국립 암 전문 병원이 우리나라에 있었다.

서구의학에서 현존하는 암 전문 병원 가운데 역사가 가장 오래된 곳은 미국에 있다. 뉴욕에 있는 메모리얼 슬론-케터링 병원이 그곳이다. 이 병원의 역사가 125년이다. 자연히 대단한 명성을 자랑한다. 암 진료에서 알아주는 또 다른 병원인 엠디 앤더슨도 60년 역사를 지녔다.

실제로 이 병원들이 지닌 자체 역사의 무게는 다른 것이 채울 수 없는 관록과 지식, 경험의 깊이를 만들어 주고 있다. 달리 말해 그 옛날에 설립된 병원이 사라지지 않고 존속돼 왔다는 것은 그만큼 실력이 있었다는 이야기도 되고, 또 실력 있는 인재들을 모으고 지식을 집약할 시간을 다른 곳보다 많이 가졌다는 뜻도 된다. 아무튼 매년 새로운 이야기가 나오고, 그러면서도 수천 년째 고전하고 있는 암 치료 분야이지만 여기에서도 갓 만들어진 최첨단 병원이 아니라 오래된 병원이 1등 병원이라는 점은 시사하는 바가 있다.

그런데 세계에서 가장 오래된 암 전문 병원은, 혼란스러운 근대사가 아니었더라면 어쩌면 한국에 있을 뻔했다. 무슨 이야기인가 하면, 400여 년 전에 우리나라에 이미 외과 종기와 내과적인 적취를, 그리고 응급질환을 전문적으로 함께 다루는 국가기관이 있었다는 것이다. 그곳이 바로 선조 임금 때 최초로 설립되었던(1603년) 치종청治腫廳이다. 지금으로 말하면 국립암센터인 셈이다. 400여 년 전에 조선에 국립암센터가 있었다는 사실을 알고 있는 사람이 있을까? 그리고 우리나라 전통의학의 가장 큰 특징 중의 하나가 치종의학이었음을 아는 사람이 과연 얼마나 될까?

아쉽게도 오늘날까지 그 명맥이 이어지지는 못했지만, 그런 기관이 있었다는 것만으로도 굉장한 일이며 우리 민족의 자산이다. 중국이 중의학 몇천 년 역사를 가지고도 암 분야에서 우리나라를 이기지 못하는 저력이 여기에 숨어 있었다고 나는 생각한다.

내가 과거 중국을 여러 차례 오가면서 중국 의학서적이며 자료들을 많이 수집한 적이 있다. 나중에 동양의학 자료관이나 박물관을 만들고 싶은 꿈 때문에 사 모은 것인데, 그중 접이식으로 된 의료인들의 초상화 자료가 있다. 화타에서부터 각 시대의 유명한 사람들 얼굴을 우표만 하게 넣은 것으로, 다 펼치면 길이가 20미터 이상이나 된다. 그 엄청난 역사를 지닌 중의학이 암 치료 분야에서는 우리 한의학을 이기지 못한다고 나는 생각한다. 당장 그쪽 사람들은 옻나무로 약을 만들어 사용하지 못했지만, 우리는 이를 임상에서 쓰고 있지 않은가.

지금 우리나라 한의사들이 그들보다 똑똑하고 우수해서가 아니라, 선조들이 했던 것이 있는 덕택이다. 나는 그렇게 믿는다. 넥시아의 재료인 옻나무가 우리나라 것만 효과가 있다는 것도 어쩌면 선조들의 음덕이 아닌가 한다. 암 치료제가 될 약재들을 찾아 나선 과정에서 외국산 옻으로 시험해 보았는데 이상하게도 다른 나라 것은 법제가 잘 안 되었다. 한국산 옻이라야 우리가 원하는 수준으로, 암에 효과가 있으면서 독성을 완전히 제거할 만큼 법제할 수가 있다.

사실 세계적으로 옻칠로 유명한 나라는 우리나라가 아니라 일본이다. 중국이 도자기로 유명하듯이 일본 하면 옻칠, 옻칠 하면 일본을 떠올린다. 그래서 china를 소문자로 쓰면 도자기를 뜻하고 japan을 소문자로 쓰면 옻칠이나 옻칠을 해서 만든 칠기류를 뜻한다. 일본산 옻칠은 그만큼 고급 제품으로 세계에서 알아준다. 라이터, 만년필 등의 세계 최고 고급품에 옻칠을 한다. 자동차 중에서도 최고가에 속하는 벤츠 사의 고급 차량에는 옻칠로 초벌칠을 한다는 것이 잘 알려진 이야기다.

그만큼 세계인의 머릿속에 박힌 옻칠의 종주국은 일본이다. 하지만 공예품의 옻칠은 japan이라고 불릴지 몰라도 의약품으로서 옻나무 유래 한약은 한국이 원조가 될 것이다.

공보겸시攻補兼施 — 한의학의 암 치료 지침
전신으로 전이되면 공격하기 전 반드시 보하라

앞에서도 말했듯이 모든 병이 어혈에서 온다는 백병필어百病必瘀가 동
양의학의 질병관으로서 암을 논하는 데 첫 단계다. 그 다음으로 어혈이
오래되면 덩어리가 된다는 구어성괴久瘀成塊를 한의학 암 치료관의 근본
이라고 꼽을 수 있다. 세 번째로 이야기할 것은 치료법에 대한 것이다.

한의학에서 암 치료에 임할 때 어떻게 해야 하는가의 대원칙은 '공보
겸시攻補兼施'라고 할 수 있다. 풀어 말하면 공攻, 즉 암을 공격하는 것과
보補, 즉 전체적인 몸 상태를 호전시키는 것을 겸해서 치료해야 한다는
뜻이다. 상황에 맞게 공하고 또 보하면서 암을 다스려야 한다. 공격만 해
서 암이 없어졌다고 좋아할 일이 아니다. 돌아보면 몸이 죽어 있을 수도
있다.

공보겸시攻補兼施에 관하여 『경악전서』 적취문에 공보지의攻補之宜라는
말이 나온다. 이는 병의 완급에 따라 공해야 할지 보해야 할지를 잘 분

별하여 약을 써야 함을 말한다. 공법은 실제로 암을 공격하여 줄이거나 없애는 것이다. 만약 적취가 아직 오래되지 않았고 환자의 원기가 손상되지 않았다면 '완치緩治하면 안 된다.'고 되어 있다. 완치하지 말라는 것은 미적미적하지 말라는 뜻이다. 미적미적하다가는 자칫 시기를 놓치고 암이 자라나서 제어하기 어렵게 되니, 이처럼 상황을 보아 급한 바가 적積에 있다면 속히 공법을 쓰라고 적취문은 말한다.

그러나 그와 함께 공법을 사용해서 오히려 좋지 않은 상황도 있다. 적취가 오래되어서 원기元氣가 날로 허한 경우, 여기에 공법을 적용 사용하면 "적기積氣의 근본이 멀어져 공법攻法이 쉽게 미칠 수 없으나 위기胃氣는 가까이 있어 끊어져 적積보다 먼저 손상받으므로 오히려 공攻하면 할수록 더욱 허虛해져 적積으로 죽는 것이 아니라 공법攻法으로 죽게 된다."라고 공법을 삼가야 할 경우의 설명이 뒤따른다. 이럴 때 중요한 것은 우선 사람을 살려 두는 일이지, 병근病根을 때리는 일이 아님을 살펴야 한다. 허사虛邪를 치료할 때에는 마땅히 완치緩治하여야 한다.

천천히 치료해야 한다는 지침에 이어 다시 구체적인 접근법이 나온다. "단지 비위를 전적으로 배양시켜 본本을 굳게 만들고 간혹 뜸으로 고로 경맥을 소통시켜, 주기가 날로 강해지고 경기가 소통되면 적비積痞는 자연히 없어진다. 이런 완급의 기전이 만전을 치료하는 방책이니, 적積만을 치료하려 해서는 안 된다." 바로 보법補法을 써야 한다는 이야기이다. 허약인의 경우에는 공보겸시攻補兼施해야 함을 주장하였다. 즉 적취가 오래된 경우와 오래되지 않은 경우에 따라 환자의 원기元氣가 허한가 실한가 등 상황을 살피어 치료법을 바꾸어야 하며, 공하고 보하는 방법을 병행하여 적절히 대처해야 함을 이야기한 것이다.

거칠게나마 요즘 말로 예를 들어 보자. 만약 암이 전이되어서 기관지에 종양이 생겨 폐색성이 있는 경우라면 시급히 공해야 한다. 폐색이란 기관이 막힌다는 뜻이다. 숨이 막히면 몇 분 견디지 못하고 그냥 죽지 않는가? 이러면 바로 암을 공격하여 축소하고 봐야지 선택의 여지가 없다. 공하다가 사람이 죽더라도 어쩔 수 없다. 반면 이렇게 급박한 상황이 아닌 경우, 즉 암이 급한 부위에서 다소 멀리 떨어져 있을 때는 방법을 가릴 여지가 있다. 예를 들어 간에 암이 있는데 아직 죽을 정도는 아니고, 전이의 여지가 있는 암인데 환자가 체력이 떨어져 몸이 휘청거린다면 공을 쓸 때가 아니니 보가 우선이다. 공攻부터 하다가는 환자가 암보다 먼저 무너진다. 서구의학의 항암제는 한의학의 공법에 해당한다. 최근 한의학계에서도 서양 항암제처럼 공법을 시도하는 이도 있지만(유황, 비소, 수은 등의 광물류) 진행암에서 성공한 경우를 아직 들어 본 적이 없다.

암환자들은 비유하자면 연약한 아기라고 생각하면 된다. 아기가 감기에 걸려 병원에 왔는데 우선 수액을 사용해야 하는지(보補), 항생제부터 투여해야 하는지(공攻)를 결정하는 것과 마찬가지다. 어디까지나 공보겸시攻補兼施의 원칙에 따라 상황을 잘 파악하여 환자의 상태와 병증의 완급에 따라 공하고 보한다.

한방 암 치료에서 공보겸시는 소위 서서히 암을 퇴축시키는 약을 써야 하는 서축암舒縮癌 부류에 해당하는 치법이다.

반이필사反而必死 — 암 치료의 금기
건드리면 오히려 성나는 암

공攻하고 보補하는 것을 상황에 맞게 해야 한다면, 상황에 맞지 않게 공과 보를 잘못 적용하면 어떻게 될까?

공보겸시攻補兼施를 제대로 따르지 않을 때에 대한 경고도 옛 문헌에 나와 있다. 반이필사反而必死의 네 글자가 뜻하는 바가 그것이다. 암은 지극히 위험한 상대인 만큼 옳은 방법으로 풀어야지 거꾸로 해서는, 잘못 건드려서는 반드시 죽는다는 말이다. '공보지의攻補之宜'와는 동전의 양면처럼 암을 치료하는 데 있어 명심해야 할 큰 주의 지침이다.

『동의보감』에서도 비슷한 말을 하고 있다. 우선 적취를 치료하는 데 대하여 『동의보감』은 "적취積聚를 치료할 때는 아픈 곳을 살피어 병이 남아도는 것인가 부족한 것인가를 알아서 보補하거나 사瀉하도록 하는데, 천시天時에 거스르지 말아야 한다."라고 말하여 『경악전서』와 상통하는 지침을 준다. 이어서 "무릇 적積병은 설사시켜서 진기眞氣를 손상하면 병도 역시 물러가지 않으므로 적積을 녹이는 약을 써서 융화시키면 병의 뿌리가 없어진다."라고 구체적인 접근법을 제시했다.

그런데 암 치료에서 공법이 무엇인지는 이해하기 쉬운데 보법에 관하여는 다소 오해가 있을 수 있다. 구체적으로 '보약補藥'이라는 말이 빚어내는 오해이다.

한방에서 약을 처방할 때에는 기운을 보補하고 사瀉하는 두 가지 큰 방향이 있다. 보하는 것은 더하고 북돋는 것이고 사하는 것은 좀 덜어내고 빼내는 것이다. 그러나 세간에는 '한약=몸을 좋게 하는 보약'이라고만 인식하기 때문에 혼란이 일어난다. 그래서 흔히 암환자는 절대로 보약을 먹어서는 안 된다는 말이 풍문처럼 오가고 이를 두고 한약 자체를 먹으면 안 되는 것처럼 오해한다.

사실을 말하면 암환자뿐 아니라 보통 사람 역시 보약이라고 해서 자기 체질이나 몸 상태에 맞지 않게 덮어놓고 먹어서는 안 된다. 암환자가 보약을 먹으면 큰일 난다는 이야기는 곧이곧대로 받아들이기보다 과연 큰일 난다는 기준이 무엇이고 암 자체가 무엇인지 먼저 따져 봐야 한다.

단적으로 말하면 1기나 2기에는 먹어서 큰일 날 일이 없고, 3기나 4기에는 먹어 봐야 도움이 안 되고, 말기는 어느 약을 먹든 상관없이 이미 큰일이 난 것이다. 말기가 되면 몸이 굳고 막히기 때문에 약이 들어가 몸에 두루 퍼져서 효과를 내는 것 자체가 어렵다. 예컨대 중풍환자가 쓰러졌는데 의식이 있고 숨을 쉴 수 있어서 우황청심환을 먹으면 도움이 되는 것이고, 의식도 없고 약을 삼킬 능력이 없는데 억지로 약을 밀어 넣으면 살리려고 집어넣은 그 우황청심환에 기도가 막혀 죽을 수도 있는 것이다. 약은 각각 그 나름의 쓰임이 있다. 이것을 쓸 때와 쓰지 않을 때를 판단하는 것이 의학이고, 판단을 잘하면 명의名醫요 못하면 용의庸醫다. 보약은 무조건 좋다고 생각하거나 한약은 무조건 보약이라고 생각하는 것이 잘못된 생각이다.

문제는 우선 보補의 개념부터 착각하고 있는 것이다. 한약을 쓰는 목적은 무너진 신체의 균형을 되찾아 주는 것이므로 공과 보, 보와 사를 고정된 것으로 볼 게 아니라 균형을 위한 도구로 그때그때의 쓰임에 따라 바라보아야 한다. 앞에서도 말했듯이 한의사가 이야기하는 보補와 사瀉는 영어로 표현하면 업(Up)과 다운(Down)이다. 올리고 내리는 조절 과정을 통하여 밸런스를 되찾으면, 일반인들은 그 상태를 '보약 먹어서 좋아진 상태'라고 생각한다. 그러니 일반인들이 생각하는 보약(한약)을 한의사는 보補 작용을 하는 약으로 지을 수도 있고 사瀉 작용을 하는 약으로 지을 수도 있다. 인체를 타이어라고 생각하면 바람을 더 넣는가, 조금 빼는가 하는 문제이다. 타이어에 공기가 아주 팽팽하게 들어가 있는데 거기에 보하는 약을 써서 압력을 더 올리면 어떻게 되겠는가? 뻥 터진다.

보약이 이로운 약이고 환자에게 이로운 것을 가리켜 보라고 할 때, 너무 빠른 사람은 빠르지 않게 해 주는 것이 보補이고 너무 기운이 센 사람은 열을 좀 빼 주는 것이 보補가 된다. 보라고 해서 무조건 기운을 북돋기만 한다고 해서 보補가 되지 않는다는 뜻이다. 그 사람의 상태에 맞게 균형을 잡아 주는 것이 보補라면, 어떤 경우에는 사瀉가 보補가 될 수 있다. 내가 열이 많고 가득 차서 꽉 막혀 있다면 조금 빼 주고 뚫어 주고 덜어내 주는 것이 나에게 이롭지 않겠는가?

그래서 나는 진행암 치료에 일반에서 소위 보약으로 인식하는 인삼이나 녹용 같은 약재는 쓰지 않는다. 진행암이기 때문에 한약 중에서도 그런 약재는 상황에 맞지 않는다고 보는 것이다. 하수도가 막혀 있다면 거기에 아무리 좋은 것을 쏟아부어도 계속 압력을 더하는 것밖에 안 되지 않는가. 오히려 길을 뚫어 주는 것이 필요하다.

그러므로 흔히 말하는 보약이 세간 풍문처럼 암환자에게 금기까지는 아니라 해도 굳이 '보약'을 찾아 먹는 것도 이로울 게 없다. 개인적인 판단으로는 보약은 말기에는 먹지 않는 것이 좋을 것 같고, 혹 1기나 2기라면 먹는 것이 도움 될 수 있다고 본다. 즉 천천히 달래 가며 다스릴 수 있는 암이라면 먹을 수도 있다는 것이다. 왜냐하면 제일 좋은 것은 환자 자신의 몸이 튼튼해져서 약의 도움을 받지 않고 스스로 면역력으로 이겨내는 것이 으뜸이기 때문이다. 그러나 이것도 보약을 찾기보다 밥을 잘 먹는 것이 더 중요하고 더 좋다. 밥을 잘 먹을 수만 있다면 말이다.

여기서 나의 체험담을 한 자락 이야기해 볼까 한다. 그동안 치료를 하면서 만난 환자들 중 울며불며 살려 달라고 매달리는 환자들이 부지기수였다. 그런데 어떤 환자 한 분은 와서는 암을 고쳐 달라는 말은 안 하고 "선생님, 저 밥이나 잘 먹게 해 주세요." 하고 주문했다. 나는 그 말을 듣고 놀랐다. '야, 이분이 고단수구나!'

왜냐하면 암환자는 밥맛이 좋을 수가 없기 때문이다. 암환자가 정상적으로 밥맛이 좋으려면 암이 나아야 한다. 그런데 밥을 잘 먹게 해 달라니, 그 말이 바로 암을 고쳐 달라는 말이지 않은가.

아니, 오히려 그냥 암 고쳐 달라는 이야기보다 더 어려운 이야기다. 마치 "암은 물론 고쳐 주는 것이고, 거기에 앞길도 잘 풀리고 돈도 잘 벌어 부자 되어서 기분이 좋아져 밥 잘 먹게 해 주세요." 하는 말을 줄여 놓은 것이나 마찬가지다. 건강한 사람들도 인생을 살다 보면 힘들고 괴롭고 밥맛이 없는데!

그러니 이분이야말로 요체를 꿰뚫고 계신 것이다. 치료하다 보면 이런 사람들이 잘 낫고 오래 생존한다. 실제로 밥 잘 잡숫게 해 달라던 이 환자는 암이 나아서 식사 잘 하시고 아직도 살아 계신다.

과반즉사 過半則死 — 암을 끝까지 없애려 하지 마라
한 번에 반 이상 공격하면 사람이 죽는다

소위 '보약補藥' 약재를 쓰지 않는다는 말을 했는데, 처음에 한방약으로 암을 다스리려고 했을 때 내가 먼저 착안한 부분은 환자의 몸 상태를 좋게 하는 것이니, 역시 보에 해당했다. 다만 일반적으로 '보약'이라고 생각하는 것과는 달리 인체의 밸런스를 맞춰줌으로써 보하려고 했을 뿐이다. 나는 처음부터 공격하는 약 위주로는 생각하지 않았다. 서구의학에서는 암을 발견하면 제일 먼저 이것을 물리적으로 떼 버린다든가, 또는 독성을 가진 약을 넣어서 공격해 줄이거나 없애려고 시도한다. 하지만 한의학의 이치는 그렇지 않다. 병보다 몸을 먼저 생각한다.

더욱이 나에게 찾아온 환자들이 거의 모두 항암 치료에 한두 차례 실패한 경우라, 공법을 이겨낼 체력이 전혀 없었다. 그래서 내가 우선 착수한 것이 앞에서 예를 든 것처럼 '밥을 잘 먹게 하는' 치료였다. 한방 이론에 보면 과제즉사過制則死, 즉 너무 심하게 공격하고 치료를 과하게 하면 병이 더 다스릴 수 없게 되어 버린다는 말이 있다. 일상생활에서 과유불급過猶不及이라는 말을 쓰는데 의미가 상통한다. 지나치면 오히려 모자람만 못하다. 나에게 온 환자들은 모두 지나칠 만큼 현대의학의 공법으로 폭격을 맞은 상태였다. 때문에 나는 아예 공법을 쓰지 않았다고 해도 좋을 만큼 보하는 치료 위주로 했다. 공법을 쓸래야 쓸 수 없었다고도 할 수 있다.

그런데 여기에서 또 한 가지 긴요한 지점을 짚어 주는 말이 있다. 과반즉사過半則死다. '반이 넘으면 죽는다.' 무슨 뜻일까? 치료를 해서 암을 반으로 줄였으면 더 줄이려고 노력하지 말라, 절대 전이암이나 진행암을 더 줄여서 완전히 없애려고 해서는 안 된다는 뜻이다.

이것은 굉장히 중요한 이야기다. 진행암을 반 이상 한번에 줄이려면 그 과정에서 환자의 몸도 그 이상으로 망가진다. 사람이 살아야 의미가 있는 것이지 암 죽이고 사람도 죽으면 무슨 소용인가? 암을 죽인다는 것은 독성으로 공하여 죽이는 것이기 때문에, 치료를 하다 보면 암이 먼저 죽느냐 사람이 먼저 죽느냐의 줄다리기 시합이 되어 버린다. 사람이 이길 수가 없는 시합이다. 상대는 돌연변이 변종 세포가 아닌가! 그러므로 절대로 암을 끝까지 몰아붙이지 말라는 뜻이다. 이는 진행암인 경우의 이야기다. 서구의학에서도 최근 들어서는 환자의 전신 상태를 고려하여 육체적 활동능력이 저하되면 항암제를 쓰지 않는다. 서구의학에서도 이제는 알고 있다. 한의학에서 몇백 년 전에 이미 제시한 내용이다.

『동의보감』은 『내경』을 인용하여 이렇게 말한다. "내경內經에 이르기를, 적積을 깨뜨릴 때 독약을 쓰다가 절반 이상 사라지면 약 쓰는 것을 멈추어야 한다고 했으니, 큰 적積과 큰 취聚를 치료할 때 태반이 사라지면 약을 그쳐야 하며 과하게 하면 사람이 죽는다.太半而止 若過制則死"

공보겸시攻補兼施가 큰 치료 지침이라면 반이필사反而必死, 반이난제反以難制, 과반즉사過半則死는 특히 주의해야 할 경고 사항이라고 할 수 있다. 보통 반이필사反而必死, 과반즉사過半則死 유형의 암은 지금의 '항암 실패 4기암'과 거의 흡사하다.

고전 한의학에서는 공격하면 반드시 사망한다고 하였다. 우리 팀에서는 암이 랩핑(Wrapping)되어 서서히 자라게 함으로써 환자의 장기생존을 도모한다. 앞의 1장에서 살펴본 '삼암三癌 분류 어혈진단법'에 따른 분류 중 암이 서서히 자라도록 건드리지 않고 제어만 하는 것이 더 유리한 '서증암徐增癌'이 이에 해당한다.

여인해로與人偕老 — 최신 이론과 통하는 혁신적인 암관

암은 완전히 뿌리 뽑으려 들지 마라

그리하여 여기에서 한의학이 암을 다루는 근본적인 생각이 도출된다. 바로 여인해로與人偕老다. '사람과 함께 늙어간다.', 곧 암이 사람과 더불어 늙어갈 수 있게끔, 암을 건드리지 않고 해로운 것을 누그러뜨려 함께 살아갈 수 있도록 한다는 것이다. 난치의 암을 상대하는 치료의 핵심 이치를 꿰뚫은 이 말은 장자화張子和의 『유문사친儒門事親』에 나온다. 장자화는 적취를 치료함에 있어 공법을 제시하면서도 동시에 암을 적대하여 완전히 죽여 없애려 할 것이 아니라 사람과 함께 해를 끼치지 않고 늙도록 상태를 유지하는 것을 목표로 해야 한다고 가르쳤다.

암과 공생하라는 이야기이며, 서로 해치지 않고 늙도록 살 수 있는 방법을 찾는다는 것이다. 정말 중요한 이야기이다. 현대 서구의학이 지금까지 가지고 있던 암 치료관에 비추어 볼 때 이것은 혁명적인 발상의 전환이다. 서구의학에서도 아주 최근에 이런 생각을 하기 시작했다. 이 아이디어가 나온 지 이제 겨우 5년여 정도밖에 안 되었을 정도로 최근의 일이었다. 발상 단계, 걸음마 단계라고 할 수 있다. 환자를 살리기 위하여, 암을 건드리지 말고 암과 함께 생존하도록 해 보자. 여러 가지 해 보아도 오히려 수명 단축을 재촉하고, 차라리 안 건드리는 편이 오래 산다는 아이러니에서 발상의 전환이 일어난 것이다.

과거에는 암을 줄어들게 하지 못하는 항암제는 효과 없는 약이라고 보았다. 이미 생긴 암 덩어리를 어떻게 하면 없앨까를 골몰하여 암을 죽이려고 백방으로 독한 약을 써서 공격하다가 환자부터 죽이는 일이 비일비재했던 것은 아닐까? 그런 시행착오를 겪다 보니 발견한 것이다. "응? 암이 커지지만 않아도 오히려 생존 기간이 길어지는데?"

그래서 나온 것이 아바스틴이다. 아바스틴은 신생혈관 억제제, 즉 암을 공격해서 죽이는 것이 아니라 더 커지는 것을 막음으로써 일단 진행을 멈추고 나아가서는 영양 공급을 차단해 고사시키는 약인데, 고사시키는 것은 뒤의 일이고 상태를 안정시키는 것이 핵심이다. 아직은 단일 치료로 항암 실패 4기암의 완치 같은 큰 성과는 없지만 새로운 영역을 개척했다는 평가이다. 암이 줄지는 않아도 가만히 그대로 있는 상태를 유지하도록 한다. 암은 몸속에 심어진 폭탄과 같다. 터지는 것만은 최선의 노력을 다해 막아야 한다. 섣불리 해체하려다가 폭발시키지 말고 그대로, 충격받지 않게 솜이불에 감싸서 조심조심 가지고 간다고 생각하고 생존 기간을 늘리면서 시간을 번다. 이것이 현대의학 암 대응책의 최전선이자, 한의학에서 몇백 년 전에 말했던 여인해로다.

여인해로와 함께 『경악전서』에서 제시한 치료의 원칙으로써 양정적자

제양정적자제養正積自除가 있다. 정기를 기르면 적취가 저절로 물러간다는 뜻이다. 적취의 기세가 완만하면서 공보가 모두 편치 않은 경우에는 '응당 비위를 조리하는 것을 위주로 해야 하니 비장과 신장의 기능이 부족하여 몸이 허약해지고 조절 능력이 떨어진 사람에게 이것은 소위 정기를 길러 적취가 저절로 물러가도록 한다는 것이다.當專以調理脾胃爲主 脾腎不足 及虛弱失調之人 此所謂養正積自除' 내게 밥을 잘 먹게 해 달라고 부탁한 환자분이 알고 있었던 요점이다.

활혈거어活血祛瘀는 어혈을 치료함으로써 적취를 제거하는 방법을 말한다. 어혈이 적취의 전 단계이자 씨앗인 만큼 어혈 치료는 울체가 낳는 백 가지 병을 치료하는 근본이 된다.

마지막으로 호막생기護膜生肌에도 주의해 볼 필요가 있다. 『의학입문』의 적취문에 따르면 '막을 보호하며 기육을 생하게 하는 것'이 적취의 치법이라고 했다. 이는 넥시아의 랩핑(Wapping) 이론의 근간이기도 하다.

지금까지 말한 내용을 종합하여 적취의 4대 치법을 논하면 다음과 같다.

첫째, 양정적자제養正積自除. 몸의 정기를 길러서 암이 저절로 제어되도록 한다.

둘째, 공이태반즉지약攻而太半卽止藥. 공법을 써서 암을 줄이되 절반 이하로 줄어들면 약을 그친다.

셋째, 활혈거어活血祛瘀. 어혈 치료로써 암을 없앤다.

넷째, 호막생기護膜生肌. 막이 암을 둘러싸고 생기도록 하며 이를 절대 터뜨리지 않도록 보호한다.

옻이 넥시아의 원료로 선택된 것은 어혈을 풀어주는 약에서 착안해 출발한 것이지만, 사실 옻은 위의 치법에 두루 해당하는 효능을 가지고 있다. 공하는 능력과 함께 보하는 능력도 있으므로 4대 치법을 수행할 수 있는 능력을 갖춘 것이다.

의사의 첫 번째 소양
환자의 마음을 다스려야 한다

의술이란 단순한 기술과 지식을 넘어서는 것이다. 인류 역사에 지금까지 전해지는 위대한 의사들이 여러 명 있다. 서구의학에는 의술의 아버지라 불리는 히포크라테스가 있고 동양의학에는 전설적인 신의神醫 화타가 있다. 요즘 사람들에게는 현대의학이 가장 발전한 것으로 여겨져 옛날 의학으로는 요즘의 질병을 치료할 수 없을 것이라고 생각할지 모르지만, 예를 들어 화타나 히포크라테스가 타임머신을 타고 지금 세상으로 날아온다고 생각해 보자. 그 사람들은 수천 년 전 사람들이니 현대의학의 성과를 하나도 모른다. CT가 뭔지도 모를 것 아닌가. 그렇다면 허준, 화타, 히포크라테스는 현대의 질병을 못 고칠까? 나는 아니라고 본다.

내 경우는 어떤가? 우리 병원에 있는 여러 동료 후배 의사들에 비하면 나는 여러모로 부족하다. 그들에 비해 내가 모르는 것도 많고 모자란 것도 많다. 그런데도 내가 환자를 조금 잘 보살필 수 있는 비결은 다른 데 있다.

처음 동서신의학병원에 초빙되어 왔을 때의 일이다. 각자 담당 환자들의 생존율을 산정하는데 단기간 데이터를 보니 여러 선생님들 중 내 성적은 거의 꼴찌였다. 위독한 환자들, 항암 치료를 하다가 실패해 내원한 환자들이 상당수 있어서였는지도 모르지만, 어쨌거나 꼴찌는 꼴찌였다. 하지만 내가 자부할 수 있는 것은 장기생존율은 내가 담당한 환자들이 가장 높았다는 점이다. 3년 이상 생존한 환자를 뽑아 보면 거의 내가 담당한 환자였다. 다른 선생님들이 잘하는 게 있는 반면 내가 잘하는 것도 있다는 이야기이다. 그게 바로 기술과 지식 이상의 접근, 인간적인 접근이다.

문진부터 그렇다. 내 경우 환자가 오면 병 이야기는 아예 안 한다. 병이야기야 나만 알면 되지 무엇 하자고 환자와 말할 것인가. 병 이야기 대신에 병이 안 오는 이야기를 주로 한다. 어떻게 하면 병이 안 올까를 이야기한다. 죽는 얘기 말고 사는 얘기를 한다는 것이다.

진행암환자를 보살피고 장기생존을 확보하는 데 제일 어려운 고비가 2년 생존에서 3년 생존 사이이다. 처음에는 큰일 났구나 싶어서 의사가 하는 말을 어기지 않고 철석같이 그대로 하던 환자라도 2년 생존을 기록하고 나면 해이해지고 딴마음을 먹기 일쑤다. 음식도 먹고 싶다고 몰래 아무것이나 먹는 경우가 많다. 죽는가 했다가 살았을 때, 좀 나았을 때가 제일 위험하다. "이제 좀 살 만하네, 선생님 고마워요!" 하고 나가서는 아무렇게나 생활하고 엉뚱한 건강식품이나 약을 사용하고 온다. 그 시기를 관리하는 것이 정말 어렵다. 환자 자신의 몸, 자기 목숨, 자기 건강 문제이니 강요할 수도 없고 의사라고 24시간 감시하고 못하게 할 수도 없는 것이다. 그렇게 환자들을 많이 잃는다.

암 치료에 손을 댄 이래 환자와 나의 관계는 거의 항상 좋았다. 무엇보다 그분들이 암을 치료하기 위해 이리저리 애쓰며 설움 당했던 사연들을 들어주고 귀 기울여 준 부분이 좋게 작용한 것 같다. 핵심은 환자들이 정말 정확한 것을 알고 선택하게 해 주어야 한다는 데 있다.

4기암 치료의 성공은 환자의 현명함에서 시작된다고 해도 과언이 아니다.

한방 암 치료와
넥시아

도전과 희망

한방 암 치료의 접근법
암을 만드는 '몸'을 보아야 한다

인간에 대한 근원적 고민 중에 하나가 질병과 죽음이다. 질병과 죽음에 있어서 인간은 주체인 동시에 객체이다. 즉 '건강'은 몸의 자연상태에 의하여 정의되고 '치료'란 이러한 '건강 상태의 복원'을 의미한다. 의사가 할 수 있는 일이라는 것도 건강 상태의 복원이라는 목표에 도달하는 데 필요한 방법을 찾아서 실행에 옮기는 것에 불과하다.

분야와 전공을 막론하고 환자들을 대하는 의료의 모든 영역이 그렇겠지만, 암 치료는 늘 죽음을 담보로 한다. 암 치료에서 죽음은 언제나 발생 가능한 사건이며, 환자가 치료되지 않으면 환자를 담당한 의사는 심리적 신체적으로 혹은 사회적으로 정말 죽을 수밖에 없는 극한 상황에 스스로 직면하게 되기도 한다.

이러한 하루하루의 연속 위에서 나는 암에 대한 근본적인 질문을 던질 수밖에 없었다. 암은 왜 생기는 걸까? 의학의 눈부신 발전을 이룬 현대에 이르러 아이러니하게도 암환자가 폭발적으로 증가하는 이유는 무엇일까? 암은 나쁜 것인가? 암의 결과로 몸이 망가질 대로 망가져 사람이 죽어 가니, 암 자체는 나쁘다고 칠 수도 있다. 그렇다면 그 암이 시작되기 전의 몸은 어떠했을까?

암은 어느 날 갑자기 생기는 새로운 것이 아니다. 가령 이런 비유는 어떤가. 어떤 집단에 누구도 해법을 찾기 힘든 과업이 주어졌다. 오래도록 나서는 사람이 없는 난제였는데 어느 날 누군가 "제가 해 보겠습니다!"라며 손을 번쩍 들고 나선다. 그 사람 하나가 어떻게든 해결해 보려고 최선을 다했지만 결과적으로는 일을 망쳤다. 아주 막대한 피해가 났다. 그렇다면 모두가 방관하는 사이에 자청하고 나섰던 그 한 사람의 잘못인가? 그 사람이 피해를 끼친 것인가? 이제 와서 "저 사람만 아니었으면 이런 결과가 없었을걸."이라고 한탄한다면? 암을 나쁘다고 이야기하는 것도 이와 마찬가지이다.

암은 상대적으로 굉장히 오랜 시간에 걸쳐 생기고 자라난다. 말하자면 우리 몸은 긴 시간 동안 암으로 화한 덩어리를 안고 암과 함께 살아가는 셈이다. 바로 이러한 사실이 내가 동양의학의 관점에서 암을 바라보며 생각하게 된 아주 중요한 요점이요 화두가 되었다.

한의학에서는 몸의 생태학적 균형이 깨졌을 때 이를 '비非 건강 상태' 혹은 '병환 상태'라고 한다. 한의학은 '통증(pain)'만을 주된 대상으로 하는 서구의학과는 별도로 인간이 겪는 모든 고통(suffering) — 아프다, 괴롭다, 속상하다, 기가 막히다 등과 같은 고통을 호소하는 모든 병환(illness)을 대상으로 한다. 한의학 치료의 목표는 이런 병환 상태를 건강 상태로 돌아오게 하는 것뿐만 아니라 과거부터 현재까지 존속하는 전통 지식체계를 바탕으로 미병未病 상태와 병환 상태를 진단하고 치료 방법을 찾는 것이다. 이때 방법론은 철저히 '온고이지신溫故而知新'을 근간으로 한다. 암 치료에 대한 접근에서도 이러한 관점은 매우 중요하다. 인체를 살펴 암을 치료하는 데에는 지금까지 암과 인체에 대하여 우리가 쌓아 온 경험과 유산이 훨씬 더 중요하다는 말이다.

암의 발생 역시 생태학적 균형, 즉 음양의 균형이 깨진 상태이다. 이런 관점에서 보면 암을 특정 병인에 의해서만 생긴 것으로 취급하는 것은 암의 본질을 간과한 시각이다. 음과 양의 밸런스를 유지하려고 하는 것이 인체의 생리적 본능인데, 그 본능으로 도저히 균형을 이룰 수 없을 만큼 이르렀을 때 생기는 것이 암인 셈이다. 정상세포가 돌연변이를 일으켜 암이 되고 변형과 괴사, 성장 등의 과정을 거치게 된다. 정상세포가 암화할 수밖에 없었던 이유는 우리 몸의 안과 밖 모두에 있다. 암이 문제가 아니라 암을 만드는 몸과 생태환경이 더 문제인 것이다. 그래서 한방에서는 암을 좋다, 나쁘다 구분하지 않는다.

인간과 자연의 상보적相補的 관계에 바탕하여 '사람의 몸을 작은 우주人身小宇宙'로 여기는 관점과 앞서 말한 것처럼 일시적이거나 국소적인 통증에 초점을 맞추는 것이 아니라 인간이 호소하는 모든 고통을 가벼이 여기지 않는 생명 존중 사상 이 두 가지가 바로 암 자체보다 그 암을 만들어낸 몸 전체에서 답을 찾고 몸 전체를 살리는 치료를 추구하는 한방 암 치료의 근본적인 접근 방식이다.

역사적 근거 중심 의학

전통의학체계에서 답을 찾다

『논어論語』 위정편爲政篇에 나오는 '온고이지신溫故而知新'은 흔히 옛것을 익혀서 새로운 것을 안다는 뜻으로 이해된다. 이는 옛것을 바탕으로 새것을 알아가는 것, 즉 옛것을 낡은 것으로 보지 않고 오랜 경험의 보고로 삼아 끊임없이 되살려 가며 나날이 새것을 더해 가는 것을 말한다. 혹은 다시 되풀이하지 않도록 조심하거나 경계해야 할 것을 되새겨 가며 새로운 것을 알아가야 한다는 것을 뜻한다. 온溫은 찾아내어 연역演繹하는 것이고, 고故는 옛날에 들은 바이며 신新은 지금 얻는 바를 의미한다.

이러한 '온고이지신'을 근간으로 하는 연구방법론이자 21세기에 적합한 한의학 연구방법론으로 나와 우리 팀이 주장하는 것이 '역사적 근거중심의학(Historical Evidence Based Medicine)이다. 역사적 근거중심의학은 한의학의 정체성에 바탕하면서도 현대사회 각 분야의 학문적 성과를 효과적으로 융화하며 한의학 지식체계의 진전을 실현할 수 있는 사고방식이다. 동시에 현재의 임상 한의학계에 가장 적합하고 유용하게 적용할 수 있는 연구방법론이라고 생각한다.

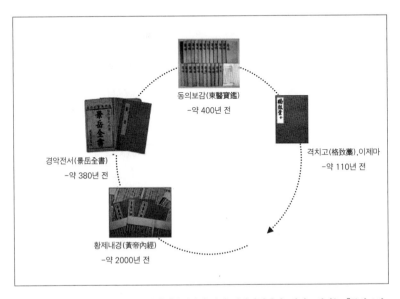

동의보감(東醫寶鑑)
-약 400년 전

경악전서(景岳全書)
-약 380년 전

격치고(格致藁),이제마
-약 110년 전

황제내경(黃帝內經)
-약 2000년 전

▌ 동아시아 전통의학의 학문적 체계가 『황제내경』에서 시작하였다면, 한반도에서는 『동의보감』 『사상의학』 등을 통하여 꽃피었다. 현대 한의학자들의 몫은 이러한 전통과 유산을 토대로 당대의 지식체계 속에서 검증받고 융합되며 진전된 의학체계를 이룩해 가는 것일 것이다. 이러한 과정이 나는 역사적 근거 중심 의학이라는 사고의 방식과 연구방법론으로 가능하다고 생각한다.

이는 현재 임상에서 사용되고 있는 한의학의 치료법 및 치료약물과 처방 중에서 백 년, 이백 년 뒤의 미래에도 사용될 가능성이 높은 것에 대한 연구이며, 의학의 역사와 문화 그리고 현대사회와 현대과학과의 조화를 염두에 둔 방법론이다.

아울러 과학적 근거 중심 의학이 반드시 병행되어야 하는데, 이는 최신 그리고 최선의 근거를 이용한 환자 개개인의 치료에 대한 최종 결과를 중시하는 환자 중심의 의학이 한 단계 더 나아가 인간과 생명 중심의 의학으로 발전해야 한다는, 그래서 인간에 대한 온기를 되찾을 수 있는 의학이 되기를 바라는 마음에서 나온 제언이다.

역사적 근거 중심 의학의 방법론은 첫째, 현재 임상에서 활용 중인 치료법이나 약물, 처방에 대하여 최소한 300년 이상 된 문헌 기록을 체계적으로 찾아 정리하고 연구하는 것으로부터 착수한다. 우리나라 한의학계에서 연구의 기본으로 삼는 10종의 한약서가 있다. 이 10종의 한약서는 현재 정부에서 각종 한의약 정책, 혹은 한의약품 품목허가 및 한약의 처방과 조제에 있어서의 사용허가 기준으로 삼는 것으로써 『방약합편方藥合編』, 『동의보감東醫寶鑑』, 『향약집성방鄕藥集成方』, 『광제비급廣濟秘笈』, 『제중신편濟衆新編』, 『동의수세보원東醫壽世補元』, 『의학입문醫學入門』, 『경악전서景岳全書』 『수세보원壽世補元』, 『본초강목本草綱目』이 그것이다. 가장 먼저 이 문헌들에 기초하여 주치와 효능, 용법, 용량, 사용례 등에 대한 역사적 근거를 찾고, 그 문헌 근거에 기초하여 알게 된 과거의 경험 지식을 현재의 임상 현실에 비추어 다시 살펴보아야 한다.

둘째, 유효한 치료 약재나 처방이 있다면 바로 그 약재 혹은 처방에 대한 기준 및 시험법을 정립하고 이에 따른 품질관리의 확립, 즉 QC(Quality Control)에 들어간다. 이는 항상 동등한 상태의 약을 환자에게 처방하기 위해 꼭 필요한 과정이다. 과거에는 약재의 채취시기와 산지 등을 관리하여 약을 일정하게 사용하기 위하여 노력하였다면, 현대에는 이에 더하여 각종 이화학적 방법을 통하여 항상 일정한 성상으로 약을 사용할 수 있도록 할 수 있는데, 이 출발점이 QC를 확립하는 것이며, 한약 현대화에 있어서의 가장 중요한 출발점이라 할 것이다.

셋째, QC를 확립한 치료 약재나 처방을 활용한 임상치료 중에는 한의학적 '시판 후 임상연구(PMS: Post Marketing Surveillance)'의 연구방법론으로 수행할 수 있는 다양한 연구를 통하여, 옛 문헌에 언급된 주치와 효능을 검증하거나 또는 그 주치와 효능을 설명할 수 있는 연구 가설을 설정한다.

넷째, 이와 동시에 안전성과 독성 및 작용기전 효과 등에 대한 비임상 연구가 진행되어야 한다.

다섯째, 이 모든 과정을 거친 후에는 연구진의 연구 가설과 목표 등에 따라 계획된 관찰 연구나 유사 실험 연구 등을 진행한다.

근현대 서구의학의 발달은 인간과 질병을 철저히 개체화하는 시각에서 출발한다. 개체화된 인간과 질병에 대한 실험실 연구가 의학 연구의 중심이 되다 보니, 결과적으로 임상연구의 지식과 기술을 적용하는 대상으로서의 '환자'와 '증상'만이 남는 폐단을 낳았다. 그러나 20세기 후반에 와서 심신의학과 총체적 의학, 시스템 생물학 등이 등장하면서 기계론적이고 기능주의적인 의학에 대한 반성이 나타나기 시작했다. 근대 서구의학과 현대 보편의학이 처음 걸음을 내딛은 지 300여 년의 세월이 흐른 오늘날 인류는 의학의 변화를 요구하고 있다. 전통 의학의 지식 체계를 다시 돌아봄으로써 우리는 그 변화의 단초를 얻을 수 있을 것이다.

암의 키워드는 진화와 적응

암을 이해하는 열 가지 규칙

의철학자 강신익은 그의 저서 『몸의 역사』(2007)에서 진화의학에 대해 다음과 같이 설명한다.

"몸을 기계로 보는 근대의 관점을 거부하고 수천만 년에 이르는 진화의 관점에서 몸을 봐야 한다고 주장하는 것이 진화의학 또는 다윈의학이다. 진화의학에서 질병은 몸의 다양성을 보여주는 하나의 사례이고, 진화 적응의 부작용일 뿐 고장 난 몸이 아니다. 진화는 우리 몸속에 수많은 오류를 만들고 또 그것을 수정한다. 질병은 오류를 수정하기 전 몸의 상태다. 그렇지만 수정의 과정이 완벽을 지향하는 것은 아니다. 진화는 끊임없는 시행착오를 통해 나아가기 때문이다. 따라서 질병은 진화의 과정에서 흔히 나타날 수 있는 자연스런 현상이다. 질병은 정복해야 할 적이 아닌, 순간 적응해 나가야 할 조건일 뿐이다."

시간과 환경의 변화에 의해 진화해 나감에 따라 우리 몸에 만들어진 오류, 그런 오류를 수정하기 전의 몸의 상태가 질병이라는 이러한 진화의학의 관점은 몸의 '비非 건강 상태'를 음양의 균형 파괴에서 기인한 것으로 보는 한의학의 관점과 일맥상통한다.

진화학자들은 인간의 생명 현상을 고정불변의 것이 아닌, 적합한 적응을 통하여 끊임없이 변화하는 것으로 파악한다. 여기서 적합한 적응이란 인간의 선택이 아닌, 자연계의 의도하지 않은 우연한 결과이다. 우리 몸의 모든 생명 현상은 이러한 과정을 통하여 수천만 년을 거쳐 오면서 변이와 적응 중에 이루어진 불완전한 것이다. 진화의학은 이러한 견해에 기초하여 질병 또한 이런 변이의 과정에서 개체가 겪는 과정의 하나로 이해한다. 새로운 위해요소를 접하고 인간 종이 변화하면서 적응하려는 과정에 나타나는 신체적 정신적 문제 상태를 풀어내기 위해서는 진화에 기초하여 인간의 기원, 본성, 지금까지 이어져 온 몸의 역사성을 우선 이해하지 않으면 안 된다.

이러한 진화의학의 시각은 암의 발생과 치료를 이해하는 중요한 실마리가 된다. 우리 몸의 정상세포는 왜, 어떤 환경에서 그렇게 급속히 영원 불멸의 세포로 변하는 것일까? 수십만 년의 몸의 역사가 기록된 정상세포를 단기간에 변이시키는 힘은 무엇일까? 지난 50만 년의 시간 동안 생태환경에 적응해 온 인간의 몸에게 최근의 100년이라는 근현대의 시간은 어쩌면 과거의 수십만 년과 비교할 수 없는 위해요소로 작용하는 것일까? 도저히 정상세포가 견딜 수 없는 환경이 되어 10여 년이라는 짧은 기간을 두고 암으로 '변이'할 수밖에 없었던 것일까?

이를 '진화'와 '적응'의 관점에서 다시 설명해 보면 이렇다. 인류가 커다란 방 하나에 함께 들어가 있다. 그런데 천장에서 독가스가 내려온다. 여기에서 살아남는다는 것은 적응이 되었다는 의미이다. 한편으로는 죽어가는 사람도 있을 것이다. 그런데 적응에 성공해서 살아남은 사람의 몸에서는, 살아남기까지의 과정 속에 무엇인가가 암화된다. 독가스가 내려오기 전과 같은 몸의 상태로는 살아남을 수가 없기 때문이다. 여기서 암화는 곧 적응이다.

암화가 곧 적응이라는 것은 '정상'이라 판단되는 건강한 사람의 몸에도 암세포는 항상 수천 개씩 존재한다는 사실에서도 확인할 수 있다. 서구의학에서는 이것을 '미스프린트'라 부른다. 세포를 복제하다가 실수로 오류가 났다는 의미이다. 잘못된 것이고, 없으면 좋을 것이라는 느낌이다. 그러나 나는 이 미스프린트를 의도된 실수라고 이해한다. 인간이 이 지상에서 살아남기 위한, 적응을 위한 하나의 타협책이자 중간 단계의 적응 창고가 암인 셈이다.

이처럼 진화와 적응이라는 관점에서 이제까지의 논의를 정리하며 한의학의 지식체계로 암을 이해하는 열 가지 규칙을 제시해 보면 다음과 같다.

첫째, 암은 인체가 환경에 적응 및 진화하는 과정에 필연적으로 생겨난 '계획된 오류'이다.

둘째, 개개인으로 보면 암은 몸을 살리기 위해서 암이 되어야만 했던 희생양인 셈이다. 멀쩡하던 정상세포가 왜 희생양이 될 수밖에 없었는지 그 환경과 조건을 따져 보아야 한다.

셋째, 백 가지 병이 어혈로부터 생긴다. 암 역시 근본은 몸속에 원활하

게 흐르야 할 것이 흐르지 못하고 엉기는 어혈의 한 현상이다(백병필어百
病必瘀).

넷째, 암은 하루아침에 생긴 새로운 것이 아니다. 어혈이 오래되면 덩
어리가 된다. 즉 종양이 생기는 것이다(구어성괴久瘀成塊).

다섯째, 어혈을 풀면 적취(암癌)가 제거된다(활혈거어活血祛瘀). 어혈 치
료가 바로 암 치료이다.

여섯째, 암을 공격하는 공법攻法과 환자의 기운을 북돋는 보법補法 두
가지 방법을 상황에 맞게 구별하거나 겸하여 올바르게 적용해야 하며(공
보겸시攻補兼施), 자칫 거꾸로 했다가는 매우 위험함을(반이난제反而難制)
기억해야 한다.

일곱째, 큰 암덩어리를 공攻하여 절반을 줄이면 그만 공하기를 멈추
어야 한다. 그 이상 과하게 약을 쓰다가는 환자가 죽는다(과반즉사過半則
死).

여덟째, 즉 암을 적대시하여 죽여 없애려고만 할 것이 아니라 사람과
함께 늙어갈 수 있는 방법을 찾아야 한다(여인해로與人偕老).

아홉째, 그러므로 암을 없애는 것이 아닌 둘러싸서 잠재우는 것을 목
표로 하는 발상의 전환이 가능하다(호막생기護膜生肌).

열째, 공법과 보법 모두 쓰기가 여의치 않을 때는 환자의 신체 상태를
호전시켜 암의 기세를 수그러들게 하는 치료를 모색할 수 있다(양정적자
제養正積自除).

암이라는 질환이 단기간에 걸친 몸의 적응과정에서 나타나는 의도적
이며 계획된 실수라면, 이에 대한 치료방법을 인간의 진화와 적응에 대

한 경험과 유산을 간직하고 있는 그리고 수천 년의 역사를 지닌 전통의
학의 지식체계 속에서 모색해 보는 것이 어쩌면 당연하다 할 것이다. 더
더욱 한의학의 학문적 전통이 자연현상에 순응하며 적응하고 진화한 동
아시아인의 세계관과 인간관 그리고 질병관이 정리되면서 형성된 것이라
고 할 때, 암에 대한 이해와 치료의 방법을 한의학적 병리관인 어혈론과
적취론에 근거하여 출발하고, 이를 토대로 암을 이해하는 열가지의 규칙
을 제시하는 것 또한 역사적 근거중심의학의 사고방식이며 연구방법론
이라 할 것이다.

인프레그 요법

임신 상태처럼 살자

인프레그 요법이란 신체를 임신 상태처럼 유지시켜서 체내 안정을 통해 질병을 치료, 관리하고 생존기간을 연장시키는 데 목적을 둔 치료법으로, '정화淨化요법'이 그 중심을 이룬다. 한의학에서는 기원 후 2세기경에 쓰여진 『영추靈樞』의 「옹저癰疽」편에 기록된 '부정거사扶正祛邪'라는 용어를 통하여, 정기를 북돋워서 사기를 제거함을 이미 오래전에 설파한 적이 있는데, 인프레그 요법은 이러한 부정거사에 근간한 개념이다. 적어도 1800년 이상의 연원을 지닌 치료법이라 할 것이다.

인프레그 요법의 핵심은 암 덩어리를 임신한 자궁의 모양처럼 단단하게 싸버림으로써, 암을 크게 하고 전이시키는 나쁜 혈관이 커 나가지 못하게 해 암이 뿌리를 내리지 못하도록 막는 것이다. 이 이론의 출발은 '암이 생길 때 나머지 정상세포들은 어떤 상태에 있고 또 암의 생성으로 인해 어떤 영향을 받을까?' 라는 궁금증이었다.

앞에서도 말했듯이 암은 어느 날 갑자기 신체에 침입한 외부의 적이 아닌, 오랜 시간에 걸쳐 우리 몸이 만들어낸 돌연변이 세포 덩어리이다. 외부의 자극과 변화에 대한 몸의 적응의 결과로 어쩔 수 없이 특정 부분이 암화癌化한 것이다. 암화한 세포 덩어리는 일종의 격리 구역과 같은 셈인데, 우리 몸 전체의 상태를 맑고 깨끗한 1급수에 비유한다면 암세포는 4급수 내지는 5급수의 오염된 지역이라고 볼 수 있다고 가정해 보자. 만약 암을 터트리면 암세포 내의 4~5급수가 흘러나와 몸 전체가 4급수 또는 5급수로 전락할 수 있지는 않을까?

진행함의 경우 모암母癌을 섣불리 건드렸다가 환자의 상태가 악화되거나 급격히 사망에 이르는 경우는 여러 임상례에서 많이 확인된 사실이다. 이런 점에 착안해 고안한 것이 암 덩어리를 싸 버리자는 생각, 마치 임신한 상태처럼 태막을 만들어 암세포를 감싸 버리자는 것이었다. 싸 버린다는 것은 암이 먹고 살기 위한 혈관을 뿌리 내리지 못하게 억제하는 구실을 하는 것인데, 암을 둘둘 말아 싸 버려서 암세포 내에서만 4~5급수를 형성하도록 포낭하면, 다른 신체 부위는 1급수를 유지하게 할 수 있다는 개념인 것이다. 앞에서 이야기한 부정거사扶正祛邪, 즉 '정기를 북돋워서 사기를 제거한다'는 것을 '정기를 북돋워서 사기가 퍼져나가지 못하게 막는다'는 의미로 응용한 개념이라 할 것이다. 그리고 임신 상태의 자궁이 태아를 감싸듯 암을 감싸는 모양을 나타내기 때문에, '인 프레그넌시(in pregnancy)'를 줄인 '인프레그 요법'이라고 명명하여 표현한 것이다.

임신 상태처럼 암세포를 10개월 동안 감싸 격리하려는 노력을 한 결과 실제로 암이 소실되는 것을 우리는 이미 여러 임상례를 통해 확인할 수 있었다. 정기를 북돋우어 삶의 질을 유지하면서 생명 유지에 성공하면 결국에는 암이 없어진다는 이야기다. 관건은 초기 1년을 어떻게 견디고 살아남느냐인데, 이는 여러 암종의 생존 곡선을 살펴보면 진단 이후 1년 생존 여부가 장기생존의 관건이 됨을 알 수가 있기 때문이다.

인프레그 요법은 초기 1년 생존율을 높이는 데 주안점을 둔 치료법이라는 점에서도 의미가 있다. 암환자가 말기에 이르면 암 덩어리의 무게가 1킬로그램씩 나가기도 한다. 산모가 임신 마지막 달에 품고 있는 태아의 몸무게는 2~4킬로그램 정도가 된다고 한다. 산모가 아기를 안전하게 지니고 1년 가까운 시간을 지낼 수 있는 것처럼, 암을 안전하게 지니고 1년 생존을 달성할 수 있지 않을까? 인프레그 요법은 이렇게 출발한 개념이다.

암환자가 1년을 온전히 가기 위해서는 산모가 임신기간을 견디는 것처럼 삼가고 조심해야 한다. 그런 관점에서 인프레그 요법은 일체의 화학 약물을 투약하지 않으며 낯선 음식을 삼가고 심신의 안정을 중시하는 기간을 임신 기간과 동일하게 유지시키는 종합 관리 요법이기도 하다. 임산부에게도 해가 없는 차茶 수준의 안전한 한약과 증류된 청정 한약액만을 공급한다. 물론 이러한 경우에 있어서도 우리 팀이 사용하는 주된 한약 처방은 넥시아이다.

결론적으로 인프레그 요법이란 체내의 오염된 물질을 정화시키는 어혈치료와 몸의 정기를 북돋울 수 있는 임산부와 같은 생활에 의해, 암 조직의 신생혈관 확산을 저지하여 암의 확산을 억제한다는 개념이다. 이는 임산부들이 화학약물의 거부, 기름지고 향신료가 많이 들어간 음식물의 제한, 정서적 안정 상태에 대한 노력 등을 통하여 몸의 정기를 북돋우며 태아의 생육을 안전하게 하는 노력을 하듯이 암환자들도 몸의 정기를 북돋는 노력을 취하되, 이를 적절한 어혈치료 등과 병행하여 암조직의 확산을 억제하는 방향으로 작용하게 한다는 것이다. 그리고 이러한 치료 개념을 발병 후 1년 이내에 적극적으로 시행한다는 것이다. 일반적으로 항암 실패 환자의 중간생존기간은 3개월에서 6개월 내외를 이야기한다. 1년을 버틴다는 것은 그 이상 생존할 수 있는 디딤돌을 마련하는 일이라는 점에서 큰 의미를 갖는다. 암 발견 후 1년 생존율이 중요하므로, 1년을 온전히 가기 위해서는 임산부가 임신기간 중에 음식물을 가리고 약물치료 등을 삼가하며 또한 정서상태가 안정되게 조심하며 지내는 것처럼 지내야 한다.

인프레그 요법의 성공적인 시행을 위해서는 암 이외 다른 질환도 관리할 수 있는 완성된 의학시스템이 있어야 한다. 많은 식이요법이나 자연요법이 생각은 비슷하지만 실패한 이유가 바로 이런 시스템의 부재이다.

성인병에서 암으로

새로운 도전의 시작

한의학과를 졸업하고 처음 한의원을 낸 것은 1988년이다. 당시에는 한의학과를 졸업하면 대부분 곧 개업을 했다. 요즘처럼 개업하는 데 돈이 많이 들지 않았던 시절이었다. 물론 개업을 한다고 잘된다는 것은 아니지만 아무튼 장벽이 그렇게 높지 않았다. 살던 곳이 인천이라 근처에서 개업을 했는데, 내 경우에는 처음부터 잘되었다고 할 수 있다. 광혜원이라는 이름으로 제법 큰 한방병원을 개원한 것이 1994년이다. 불과 6년 만에 몇 층짜리 병원을 지은 것이니 꽤 성공한 셈이었다. 남들은 수십 년씩 걸려서 쌓아올릴 것을 단기간에 이룩한 것이다.

이 시기에 병원을 운영하면서 팔도에 유명한 재야 고수들을 찾아 사사받고 다니는 것이 그렇게 재미있을 수가 없었다. 사실 석사학위니 박사학위니 하는 것은 대학에 남는 사람들에게 중요한 것이지 현장의 임상가에게는 그렇게까지 중요하지 않다고 생각했다. 1년 더 배우고 나가라고 하던 교수님께 "나가서 공부할게요." 하고 둘러댔던 대로 나는 낮에는 한의원을 운영하면서 밤에는 전국 각지의 원로 분들을 찾아다니며 의술에 대한 안목을 넓혔다.

당시에는 10대 명인이라고 해서 침에는 누구, 맥에는 누구 하고 정평이 난 분들이 계셨다. 그러나 그분들 중에 암癌을 다루는 분은 안 계셨다. 나도 처음에는 암에 대해서는 아무 생각이 없었다. 처음에는 중풍 재활 치료를 중심으로 운영했다. 중풍으로 몸 한쪽이 불편하여 찾아오시는 분들에게 약 지어 드리고 침 놔 드리고 하다 보니 중풍을 잘 본다는 소문이 났다. 중풍 재활과 통증 분야에서 손꼽히는 병원으로 이름이 나고 특히 통증 치료를 잘한다고 평판이 나면서 멀리서부터 환자들이 찾아오고 문전성시를 이루었다. 당시 전국 유수의 한방병원 중 하나로 꼽혔던 기억이 있다. 재야의 원로들에게 의술을 전수받는 재미와 환자를 고치고 칭찬 듣는 재미에 신나게 일했던 시절이다. 어쩌면 대단한 인기에 예상 외로 돈도 제법 벌고, 인생에 성공했다는 느낌도 잠시 들었던 시기인 것 같다.

나와 후배들을 합해 한의사가 일곱 명이었으니 규모도 꽤 컸다. 통증 분야에 대해서는 점점 더 자부심이 커졌다. 그렇게 병원이 번창하면서 새로운 도전과 전문화의 길을 모색하다가 당뇨병을 생각했다. 중의학 분야를 공부하고 비교해 보고 싶은 마음도 있고 외국에 나가 공부하고 싶은 마음도 있었는데, 딱 그때를 맞추어 우연한 기회가 찾아왔다. 내가 중풍과 통증 치료에 이름이 났다는 소식을 들은 어떤 분이 중국의 거물급 인사 이덕생李德生 부주석이 당뇨와 중풍으로 고생하고 있다는 이야기를 전하며 나에게 치료를 제안했다. 잠시 고민 끝에 나는 중국행 비행기에 몸을 실었다.

그때가 1994년이다. 당시 중국과 우리나라는 갓 수교를 한 터라 아직 왕래하는 사람들이 그렇게 많지 않았다. 수교를 했다지만 상대는 공산국가 아닌가. 랴오닝 공항에 도착해 수속을 하러 들어가는데 직원들이 모두 군인들이었다. 사회적인 습관이나 문화도 전혀 달라서 자본주의 사회의 서비스 정신 같은 것은 전혀 없었다. 담당자가 서류를 받다가 식사 시간이 되면 찍던 도장을 그대로 그 자리에 내려놓고 기다리는 사람을 세워 둔 채 식사를 하러 갔다. 그러면 외국인은 그 책상 앞에서 그대로 한두 시간씩 기다리고 서 있어야 했다. 엄청난 속도로 변화와 발전을 거듭하는 오늘날의 중국과는 비교가 안 되는 시절이었다.

그러던 시절에 이덕생 부주석을 치료하러 중국을 안방처럼 드나들었다. 그는 랴오닝성 부사령관을 지냈던 인물로, 국가 부주석 칭호를 사용하는 거물이었다. 지금 생각하면 모골이 송연한 이야기다. 치료한다고 손을 대었다가 만에 하나 잘못되기라도 했다면 어쩌려고 그랬는지 모르겠다. 마오쩌둥을 치료했던 주치의가 쓴 책이 있다. 그 책을 먼저 읽었더라면 언감생심 갈 생각을 안 했을 것이다. 자칫 잘못했다가는 사형이었을 테니. 워낙 젊은 나이였기에 혈기와 치기도 한몫했던 것 같다. 그때의 생각으로는 우리나라의 한의학을 낮춰 보는 중의학에 대하여 뭔가 보여주고 싶은 마음이 있었던 것 같다. 한의학에 대한 중의학의 인식은 지금도 여전하다.

그런데 나의 그런 치기 어린 야심이 통했는지, 환자 분의 건강이 매우 호전되어 일어나 앉아 글을 쓰는 상태까지 이르게 되었다. 처음 만났을 때는 거동도 못하던 분이 말이다. 이분이 어찌나 기쁘고 기분이 좋았던지 베이징에 한국 한의원 광혜원을 낼 것을 내게 제안하기도 했다.

완치된 것은 아니지만 몰라보게 좋아졌다고 하여 선물도 많이 받았다. 또 랴오닝 대학에 가서 강연 기회도 가질 수 있었고 조어대釣魚臺라는 국빈 영접 시설에서 중의학계 및 각계 명사들을 대상으로 학술 강연회도 했다. 이날 강연회는 인민일보에 대서특필되기도 했다. 뿐만 아니라 랴오닝대학 중의대에서 1997년에는 객좌정교수가 되었으며 중의학 명예박사학위를 받았다. 한국인 한의사가 객좌정교수까지 되는 일은 유례가 없는 일이라고 했다.

중국을 자주 오가느라 몸과 마음이 바쁘고 한국에서 병원도 잘 운영되고 있었으니, 지금 돌아보면 여러 모로 마냥 우쭐했다. 암이라는 것을 만나기 직전까지 기세 좋던 시절이었다. 잠정적으로는 한의사로서 향후 연구 과제를 당뇨로 잡고 중국을 계속해서 오가며 당뇨라는 분야를 더 깊이 연구해 볼 요량이었는데, 엉뚱하게도 '암'이라는 존재가 나의 시야에 들어왔다. 중풍 환자도 꽤 고치던 내게 '안 낫는 병'이 닥쳐 온 것이다. 암환자였다. 그리고 그 고민의 시작은 다름 아닌 통증이었다.

문제는 '통증'이다
파란을 일으킨 파동진단법과 공개 진료

그때까지 나는 암으로 인한 통증은 당연히 서구의학에서 충분히 관리가 되는 것으로 알고 있었다. 그런데 통증 치료로 이름이 난 터라 그런지 광혜원을 찾는 환자 중에는 암으로 인한 통증을 도저히 견딜 수가 없어서, 서구의학의 처치로 어떻게 해 봐도 차도가 없어서 혹시 한방에는 해답이 있을까라는 실낱같은 희망을 가지고 찾아오는 분들이 있었다. 병원을 다니면서 점점 진통치료의 강도를 높여 가지만 아무리 해도 통증이 진정되지 않자 마지막이라는 심정으로 나를 찾아온 것이다. 하지만 나도 별 수가 없었다. 암환자들의 통증 앞에서는 잘나가던 광혜원도, 중국 유명인사들을 치료한 한의사 최원철도 속수무책이었다. 정통 침술인 체침뿐 아니라 팔상침八象鍼과 사상침四象鍼, 오행침伍行鍼 등 침술에 있어서는 그 누구보다 잘 놓는다는 소문이 나서 여러 곳에 강의도 하러 다니고 그랬던 터인데, 그런 침술로도 잘 안 되는 것이 바로 암 통증이었다. 환자가 아파하는데 백방으로 해 봐도 만족할 만한 효과가 없었다. 어떤 경우는 아예 손도 못 댈 지경이었다. 미안해서 치료비를 받기는커녕 오히려 내가 환자들의 고생에 대해 보상해 주고 싶을 정도였다.

그때 찾아왔던 한 환자가 특히 기억에 남아 있다. 중 3인가 고 1 정도의 학생이었는데 그 어머니가 백방으로 병원을 수소문하다 광혜원 이야기를 듣고 혹시나 하는 희망으로 아들을 데리고 온 것이다. 그런데 이 젊은 아이에게 나는 아무것도 해 줄 수가 없었다. 지금 기억하기로 시작은 폐암인지 간암이었는데 이미 뼈로 전이되어 아이가 느끼는 통증이 극심했다. 참 잘생긴 아이였는데, 그런데 그 창창한 나이에 어찌나 고통스러워하던지, 아이의 어머니가 나중에는 안락사가 가능한 병원을 알려 달라고 내게 애원할 정도였다. 눈물이 나고 창피스러웠다. 왜 못 고치나. 잘난 척하고 돌아다니더니 이것 하나를 못 고치나. 정말 안 되나. 가슴속에 오기가 싹텄다. 어디 이놈의 암을 한번 붙들고 파 봐야겠다고 결심을 했다.

이런 계기를 통하여 어디 한번 암이란 놈을 잡아 보자고 마음을 먹게 되었고, 처음에는 국내에 아는 한의사들에게 말을 꺼내 보기 시작했다. "어디 한방에서 암을 다루는 곳 있어요? 혹시 알아요?" 수소문을 하는데 국내 한의원 중에는 정식으로 암을 치료하는 곳이 한 군데도 없었다. 암이라면 대학병원에 가야지 한방에서 무엇을 하겠느냐는 반응들이었다. 아니, 왜? 나는 그렇게 생각하지 않았다. 암이야말로 한의학이 다루어야 하는, 한의학이 잘 다룰 수 있는 대상이 아닐까 생각했다.

한의학으로 암을 치료하는 한의사가 없다면 중국은 어떤가. 당시 자주 드나들던 중국에서도 음양으로 알아보고 찾아보았다. 중국에서 중의학으로 암을 치료하고 있다면 참고가 될 것 같았다. 그런데 중국에도 중의학 단독 암 치료를 하는 곳은 거의 없었다. 말로는 있다고 하는 사람들이 있었는데 모두 전설 같은 이야기뿐이었다. '전설 같은 이야기'들은 한국도 사정이 크게 다르지 않아 명의를 자칭하는 사람들이 무엇을 먹으면 낫는다고 선전하는 내용들이 참 많았다. 국내에서나 중국에서나 발품을 팔며 많은 곳을 다녀 보았지만 얻어진 게 별로 없었다. 실태를 파악하고 나자 이제 한방으로 암을 치료하는 문제에 대해 보다 과학적으로, 보다 본격적으로 접근해야 하겠다는 생각이 들었다.

그렇게 수집과 연구를 시작했다. 암처방에 대해서는 수집할 수 있는 거의 모든 것을 다 검토하고 연구해 보면서, 그래도 일가견이 있는 통증 쪽에서부터 암에 접근했다. 또 암을 연구하기 위해서는 바로 맞닥뜨리는 게 암진단의 문제였기에 당시 러시아와 국내 연구가를 통해 알게 된 파동 기기 QRS(Quantum Resonance Spectrometer)와 MRA(Magnetic Resonance Analyser)를 입수하여 겉으로 드러나지 않은 암, 즉 미세암의 진단 분야를 파고들었다.

파동의학이란 대상의 파동을 읽고 분석하여 그것을 토대로 몸속 상태를 가늠하는 것이다. 사물에는 각각 고유의 주파수가 있다. 서로 다른 말굽자석들을 죽 늘어놓고 하나를 땡 하고 치면, 그 말굽자석과 정확히 똑같은 주파수를 가진 말굽자석만 웡 하고 공명을 한다. 파동기기는 여기에서 힌트를 얻어 말굽자석이 아닌 매우 미세한 물질도 그 고유한 파동을 증폭하여 존재 유무를 파악하는 검사를 할 수 있도록 만든 것이다.

파동 공진의 원리를 처음 접한 나는 이것이라면 눈에 보이지 않는 몸 속 미세암을 찾아낼 수 있지 않을까 생각했다. 덩어리가 생기지 않았어도, 암이 어디에 있는지 몰라도 찾을 수 있다면 얼마나 도움이 되겠는가! 파동진단의 원리에 따르면 충분히 그것이 가능했다. 그래서 실제로 우리는 환자의 소변으로 암진단을 시도했고 상당한 성공률을 보였다. 암진단에 파동기기를 이용하는 것은 암세포의 고유한 파동을 찾아내어 환자의 몸에서 그와 동일한 파동이 발견되는지 비교하는 방식으로 실시한다. 환자의 체액이나 소변 한 방울만 있어도 그 안에 인체의 주요한 파동 정보가 들어 있기 때문에 암이 있는지 여부를 찾아낼 수 있다. 어느 정도 크기가 있는 암만 확인되는 CT나 MRI와 달리 파동으로 찾아내는 암은 크기나 위치가 상관이 없다. 대상이 된 사람의 몸에 암이라는 현상이 있는가 없는가를 판별하는 것이기 때문이다. 이렇게 1995년부터 3년에 걸쳐 CT나 MRI에 나오지 않는 미세암을 파동으로 잡아내는 진단법을 개발해 완성시켜 나갔다.

그런데 이것이 논란의 시작이 될 줄은 몰랐다. 1997년에 KBS에서 찾아온 것도 그 때문이었다. 파동진단과 한방 암 치료를 방송에서 검증해 보자는 제안이었다. 방송에 출연함으로써 닥쳐올 수 있는 파란에 대해서는 전혀 아무런 예감도 할 수 없었다. 나는 아무것도 모르면서 무작

정 파동진단법에 대하여 근거 없다고 비난하는 사람들에게 무언가 보여
줄 수 있겠다는 생각이 들어서 기꺼이 촬영에 응했다. 1998년에 기획 프
로그램으로 KBS의 밀착 취재가 시작되었고 방송은 이듬해 초에 전파를
탔다. 한방과 양방을 막론하고 의학계 전체와 사회 전체가 발칵 뒤집어
진 사건은 그렇게 시작되었다.

문제의 KBS 특집 프로그램에서는 1998년 당시 광혜원에서 시행하
던 암진단법과 치료법 두 가지를 모두 근 1년여에 걸쳐 밀착 취재하
였다. 당시에도 암 치료의 기본으로 사용하던 넥시아의 전신인 탕액
'KHW(KwangHyeWon, 광혜원의 약자)'와 평균치를 상회하는 말기암 환자
의 장기생존 기록 역시 화젯거리였지만, 이보다 더 심각한 파란을 일으키
고 검증 논란이 벌어진 것이 파동의학에 기반한 진단 방법의 문제였다.

현대과학에서는 파동의학을 과학으로 인정하지 않는 입장이었다. 기
기를 조작하는 사람이 개입되어 있어서 실험으로 재현하기 어렵다는 것
이 그 이유이다. 그러나 과학이 미처 따라가지 못한다고 해서 거짓인 것
은 아니라고 나는 생각한다. 과학이란 실제 있는 현상들을 해석하여 이
론을 만드는 것이지, 과학 이론이 먼저 있고 현상이 그에 맞추어 설명되
어야 하는 것은 아니기 때문이다.

암이라는 대상에 혹시 어떤 자극이 될 수도 있는 행위나 다른 어떤
방법을 몸에 직접적으로 가하지 않고 몸에서 나오는 정보만을 가지고
암을 찾을 수 있는가라는 과제가 있을 때 파동진단은 그 조건에 부합하
면서도 성공적인 결과를 던져 주었다.

1998년 취재 당시 우리는 텔레비전 방송사 카메라 앞에서 철저하게

검증 과정을 거쳤다. 한의사협회, 한의학계에서 모두 참여하여 일체의 조작이 없음을 확인했다. 의료계 각계에서 주장하는 대로 모든 변수를 차단하고 실험에 임했는데 90퍼센트 가까운 진단 적중률을 보였다. 소변 한 방울을 가지고 88.92퍼센트의 적중률을 보였다면 의미가 있는 숫자이다. 반복적으로 해서 반복적으로 맞혔다. 이것이 우연일 가능성은 지극히 낮다.

파동진단 자체는 사실 암에 관한 내 연구 목표를 찾아가는 데 일종의 나침반 역할이 되어 주었다. 파동진단은 또한 넥시아를 만들 때의 방향 제시에도 제 몫을 톡톡히 해 주었다. 약재에 대한 기초 테스트 등을 실험실에 맡겨서 한다면 약재 하나 확인하는 데 십수 년이 걸린다. 이때도 일차적으로 파동을 이용해 수백 종의 약에서 서너 가지 후보를 고를 수 있었다.

1997년 나를 찾아온 J피디는 당시 이미 〈병원 24시〉 등의 의료 관련 기획 프로그램을 만들었던 사람이다. 그는 내게 이렇게 제안했다.

"한방에서 쓰는 약물 같은 것은 실제 암을 치료한 예도 없고, 양방에서는 그런 치료 자체를 말도 안 되는 짓이라고 일소에 붙이더군요. 그런데 의사들과 이야기를 해 보았더니 말기암인 환자를 1년 이상 생존시킨 치료가 있다면 두말할 것 없이 훌륭한 치료법이라고 그래요. 그러니 광혜원에서 하는 말기암 치료법을 1년간 촬영해 보면 어떻겠습니까? 한번

해 보시겠습니까?"

이 제안을 받은 당시에 나에게는 마침 1년째 생존한 말기암 환자가 한 사람 있었다. 이미 대형 병원에서 위암 말기로 진단을 받았으며 그리고 'O & C' 상태를 경험하고 우리에게 왔던 분이다. 'O & C'란 'Open & Close', 즉 수술하려고 개복했다가 아무 손을 쓸 수 없는 상태임을 확인하고 그냥 닫는 것을 말한다. 영상으로 진단했을 때는 3기인 줄 알고 수술실에 들어갔는데 열어 보니 속수무책으로 다 번져 있었던 것이다. 이런 경우 보통 수개월을 넘기기가 어렵다. 그런데 이 환자 분이 우리에게 와서 이미 1년째 건강 생존을 기록하고 있었다. 괄목할 만한 성과였다.

그 성공적인 케이스의 존재가 J피디의 제의를 받아들이는 데 큰 영향을 끼쳤을 것이다. 한번 해 보자는 마음이 들었다. 내 손에 이미 1년 이상 생존시킨 환자가 있지 않은가? 내가 처음에 가진 암에 대한 생각과 치료의 방향이 옳다는 뜻은 아닐까? 피디는 치료 성과가 좋지 않으면 안 좋은 상태 그대로 내보내겠다고 이야기했다. 그래 좋다, 해 보자고 결심했다.

그렇게 해서 4기암 환자 13명에 대한 1년 간의 검증 및 공개 진료가 시작되었다. 촬영 도중 개인 사정으로 4명이 빠졌고, 최종적으로 9명으로 검증이 계속되었는데 촬영 시작 후 3~4개월이 지날 무렵 2명이 사망했다. 설상가상으로 생존한 분 중에서도 1명이 또 그만두겠다고 빠졌다. 인원의 3분의 1이 줄어들자 불안하지 않을 수 없었다. 1년까지 가지도 않을 것 같다는 생각이 들었다. 이대로 가면 촬영하다가 중간에 한 사람도 없게 되어 촬영을 그만두게 될 지경이었다. 돌팔이 누명을 벗자고 시작한 일이 오히려 오명을 남길 상황이었다.

사실 말기암 환자의 치료는 하루하루가 도박과 같다. 내가 아무리 자신 있다고 해도 확실한 보장이란 있을 수가 없기 때문이다. 카메라 앞에서 환자가 죽는데 솔직히 아찔했다. 아, 이렇게 끝나는구나.

환자들의 마음을 다독이는 일이 예상 외로 어려웠다. 환자들은 나의 치료법을 잘 따르면 나을 것이라는 나의 말을 믿지 못했다. 그도 그럴 것이 이들은 모두 이미 한 번씩은 병원에 가서 "당신은 불과 몇 개월밖에 못 삽니다."라는 이야기를 듣고 온 분들이었기 때문이다. 그런 말이 환자의 귓속을 파고들어가 마음에 콱 박혀 있으니 여간해서는 뽑아낼 수가 없었다.

"못 고칩니다. 당신은 불과 몇 개월밖에 못 삽니다."라고 말한 의사 본인도 물론 편하지는 않겠지만, 문제는 그 환자를 넘겨받은 다음 의사가 치료에 임하기가 무척 힘이 든다는 것이다. 암환자의 마음은 어린아이와 같다. 환자에게서 불안, 공포, 분노, 거부 등의 징후를 거둬내고 치료에 협조적으로 임하게 하는 데만도 엄청난 시간과 노력이 소요된다. 그런 설득의 과정에도 말기암 환자의 생명 초침은 째깍째깍 빠르게 돌아가고 있는데 말이다.

결과부터 말하면, 초기의 우려와 달리 촬영 기간이 끝날 때까지 최종적으로 공개진료에 참여했던 6명은 모두 생존했다. 그 방송으로부터 근 14년 가까이 지났는데 현재까지 5명이 건강하게 생존해 있다. 또한 방송 출연을 거부했던 4명 중에서는 2명이 생존해 있다. 말하자면 맨 처음 시작 인원 13명 중 7명이 근 14년 가까이 생존해 있는 셈이다. 절반이 살았다. 방송으로 촬영되었기 때문에 이 내용은 누구도 부정할 수 없는 기록으로 남아 있다.

그렇게 1년간 촬영한 내용이 방영된 때가 1999년 1월이었다. 〈암은 정복될 것인가〉라는 제목으로 KBS에서 밀레니엄 특집 다큐멘터리로 편성된 것이었다. 어느 정도 반응이 있으리라 예상했지만, 정말 모든 예상을 뛰어넘는 엄청난 반향을 불러일으켰다. 원래는 3부작으로 준비되어 있었지만 1부 방영만으로도 장안이 발칵 뒤집혔다. 다큐멘터리의 시청률이 30퍼센트에 육박했으니 이어진 소동의 규모가 짐작될 것이다. 방송사로는 문의와 항의가 쏟아졌다. 광혜원으로도 수천 통의 전화가 걸려 왔다. 임시로 전화 회선을 늘리고 전화 상담 전담 인력을 급히 충원해 상담에 응해야 할 정도였다. 전화 상담의 핵심은 "네, 광혜원입니다. 죄송합니다, 지금 오실 수가 없습니다. 저희가 지금 새로운 환자 분을 받을 여유가 전혀 없습니다. 죄송합니다."라는 내용이었다.

병원은 아주 홍역을 앓았다. 문의가 온다고 다 볼 수 있는 상황이 아니었기 때문이다. 말기암 환자 대부분이 그렇겠지만 당시 우리에게 문의해 오는 환자들 역시 한 명 한 명 모두 굉장한 자원과 노력을 들여 보살펴야 하는 상태였다. 방영된 사례와 유사한 분들의 문의가 쇄도했다.

소동은 거기에서 그치지 않았다. 양방의 의사협회에서 방송 내용을 문제 삼아 공격하기 시작했다. 덮어놓고 이것은 사기라고 했다. 말도 안 되는 이야기라며 방송 나간 것부터 취소하고 사과해야 한다고 주장했다.

방송이 남긴 화제가 일파만파 커지자 SBS 〈그것이 알고 싶다〉에서도 연락이 왔다. 의사협회와 공동으로 검증 방법을 찾아 다시 한 번 검증을 해 보자는 제안이었다. 그런데 이번에는 의사협회에서 참여하지 않았다. 결국 광혜원과 한방병원협회에서 양방의 진단 자료를 가져다가 우리의 진단법을 다시 한 번 검증하는 방법으로 방송의 가닥이 잡혔다. 이 프로그램은 장기간 기획 취재가 아니었기에 환자들 치료 사례보다는 파동진단법 위주로 진행되었다. SBS 검증에서도 KBS와 결과가 똑같았다. 환자의 소변 한 방울로 환자의 암 존재 여부를 가리고 암의 종류도 정확하게 진단해 냈다. 88.2퍼센트, 거의 90퍼센트에 육박한 적중률이었다. 암 존재 여부를 진단하는 방법으로는 굉장히 정확한 검사임을 증명한 셈이다. 1999년 5월의 일이었다.

하지만 〈그것이 알고 싶다〉는 KBS 특집 다큐멘터리에 비해 시청률이 비교적 낮았고, 그렇다 보니 의사협회에서 나를 비난하는 내용의 기사만 접한 사람들은 KBS의 방송 중단 사태만을 기억했다. 그러나 사실은 3부까지 모두 제작 완료한 프로그램을 방송 송출만 못한 것이다. 1년간 밀착 취재한 모든 내용이 그 안에 담겨 있었고, 치료 과정이나 성과도 모두 기록되어 있었다. 1부 방영만으로도 의료계가 발칵 뒤집히는 바람에 방송사가 부담을 느껴 방송 중단을 결정한 것뿐이다. 2, 3부의 방영을 중단하라는 의사협회의 압력도 만만치 않았던 것으로 안다. 결국 KBS에서 방영하지 못했던 2, 3부는 나중에 YTN을 통해 공개되었지만 그때는 원래 방영했을 때만큼 많은 사람들이 볼 수 없었고, 나는 이미 검찰이나 법원에 불려 다니느라고 정신이 없을 때였다. 한의사 주제에 암진단법을 연구하고 말기암 치료를 시도한 대가를 톡톡히 치르던 시절이었다.

이처럼 일련의 방송 이후로 나와 우리 병원, 파동진단법, 넥시아의 전신인 암 치료제 모두가 몇 년 동안이나 엄청난 시련에 말려들게 된다. 한의학계에서도 나에 대한 시선은 곱지 않았다. 공연히 한방이 사람들 입에 오르내리고 욕을 먹는다는 투덜거림이 등 뒤에서 들려왔다. 왜 관례적인 체계를 밟지 않느냐는 핀잔도 들었다. 무엇이든 하고 싶으면 계통을 밟아서 내놓아야지 로컬 의사 주제에 무엇을 하겠다고 나서느냐는 시선이었다. 대학병원의 높으신 분들도 암 같은 것에 대하여는 함부로 나서지 않는데 지방에서 제 병원 개원하여 진료하는 임상의가 "이것이 암 치료법입니다." 하고 나선 것 자체가 고운 시선을 받지 못했던 것이다.

서구의학의 공격보다 더 나를 절망하게 하고 힘들게 하는 것이 한의학계 내부의 그런 견제들이었다.

4년간의 논란

무혐의 결론과 박사학위

방송과 그에 이어진 일련의 논란은 급기야 다양한 고소로까지 비화되었다. 나는 한의학으로 암을 치료하겠다고 했을 뿐이지 특별히 양방을 공격하지는 않았었다. 한의사로서 한의학의 이치에 따라 치료법을 강구하고 그 과정과 성과를 공개적으로 보여 주었을 뿐이다. 그러나 한의학으로 암 치료에 도전한다는 것 자체가 의료계 일각에 거부감을 불러일으킨 것 같았다. 1999년 벽두에 방송이 나간 뒤로 1년 동안 쉴 새 없이 싸우고, 이야기하고, 다시 이야기하고, 검증 요구에 응해 또 검증하고, 그래도 믿을 수 없다 하여 처방전 공개까지 공언했다.

하지만 고소는 다양하고도 끈질기게 진행되었다. 나와 관련 연구진에 대한 각종 경찰 조사와 60여 차례가 넘는 검찰 소환조사가 이어졌다. 그렇게 2000년부터 장장 4년 동안 나와 관련 연구진은 조사를 받는 게 일이었다. 거물 정치인들이 걸려들어도 이렇게 길게 수사를 받지는 않을 텐데 말이다. 4년 세월 동안 사람 키만 한 캐비닛에 가득한 분량의 조사 서류가 쌓였다.

이 기간 동안 진료는 거의 불가능했다. 신규 암환자는 아예 받지 못하게 당국에서 막았고 암 치료에 관계된 모든 약제와 서류를 압수했으니 병원 전체의 업무가 정지되다시피 했다. 기존의 환자들은 일방적으로 약을 끊을 수 없으니 계속 내원하며 간신히 약만 처방받았으며, 일단 내가 거의 매일같이 조사에 소환되다 보니 직접 진료할 시간이 거의 없었다. 광혜원 정도 규모의 병원이 4년간 업무 정지 상태였다는 것은 엄청난 일이다. 그동안 직원들 월급은 그대로 나가고, 또 환자들도 처음에 치료를 시작하면서 1년 이상 생존하면 약을 무료로 제공하겠다고 약속했던 터라 그 비용도 만만치 않았다. 또한, 진행하던 암 치료 연구를 멈출 수도 없었다. 그 전까지 벌었던 돈을 전부 털어 넣고 빚도 엄청나게 졌다.

4년간 수사가 진행되었지만 애초에 말이 되지 않는 혐의를 가지고 갖다 붙이려 한 것이었으니 뾰족하게 수사라고 할 것도 없었다. 죄 지은 게 없는데 무엇을 취조하겠는가? 처음에는 조제하여 사용하던 약을 트집 잡았다. 그때 쓰던 약이 지금 넥시아의 전신인데, 불법 의약품이며 독극물이라는 어처구니없는 이유로 수사를 진행하였다.

서구의학에서라면 약은 제약회사에서 만드는 게 맞다. 그러나 한의사는 한의사 면허를 취득하는 순간 한약을 직접 조제할 수 있고, 『대한약전』 및 『대한약전외한약규격집』과 한약서에 나와 있는 약재는 전부 다 사용할 수 있다. 옻나무도 엄연히 한약재이고, 그것을 사용해서 약을 직접 조제하는 데에는 하등 위법의 요소가 있을 수 없었다. 그런데 이런 개념 차이가 수사의 빌미가 되었다. 수사가 계속되면서 조사관이 몇 번이나 바뀌고 서류는 산처럼 쌓여 갔다. 취조하는 조사관들이 유명한 대학병원 교수들의 말은 다 옳다고 믿고, 별것 없어 보이는 동네 병원 한의사의 말은 덮어놓고 틀렸다고 생각하니 이야기가 풀릴 수가 없었다. 구속 안 된 것을 다행으로 여기라며 이제부터 암 치료를 하지 않겠다고 각서 쓰고 벌금 내면 내보내주겠다고 하는 사람도 있었다.

그렇게 4년 이상을, 온통 각종 소환 조사로 신음하며 지냈다. 한시도 편한 시간이 없었고 단 하루도 단 한 걸음도 자유롭지 못했다. 매일같이 소환장이 날아오는데 당해 낼 도리가 없었다. 사법 절차라기보다는 한 사람을 사회적으로 매장하려는 시도 같았다. 어떤 날은 세 건이 한꺼번에 밀어닥치기도 했다. 오전 몇 시까지 경찰에 출두했다가 또 그날 오후에는 검찰청에 가야 했고 그 다음 날은 법원 날짜가 잡히기도 했다. 우울증이 절로 생기고 수시로 죽고 싶다는 생각이 들었다. 조사를 받고 또 받고 하다 보면 똑같은 이야기를 계속 해야 하는데 나중에는 나조차 내가 거짓말을 하는 것처럼 느껴지기까지 했다. 하도 억울하게 당하고 있으니 한번은 내가 치료하던 환자 분들이 버스를 빌려 시위에 나선 일도 있었다. 2001년 12월쯤으로 기억되는데, 계속되는 소환에 한 번 응하지 않자 체포영장이 발부되어 종로서 유치장에 들어간 날이었다. 그래도 나는 내가 피해자라는 생각은 하지 않았다. 왜냐하면 언젠가는 이긴다는 믿음이 있었기 때문이다. 의사는 환자로 이야기하는 사람이니까. 아무리 비방을 당하고 트집이 잡혀도 내가 환자를 고치기만 하면 다 해결되는 일이었다.

그리고 시간이 흘러 모든 혐의에 대하여 최종적으로 무혐의 판정이 나온 것이 2004년 8월 13일이었다. 그런데 그 기간 동안, 2000년부터 2004년까지 4년간 아무것도 못하게 손발이 묶이는 바람에 오히려 얻은 것도 있다. 치료도 못하고 아무것도 할 수가 없으니 공부를 해야겠다는 생각이 들어 러시아 모스크바 제1의대, 그리고 경희대학교 동서의학대학원에서 박사 과정을 밟았다. 그 결과 2003년에는 '천연물의 항전이抗轉移 효능 연구'로 모스크바 제1의대에서 약학박사 학위를 받았고, 2006년에는 '옻나무 추출물(Nexia)의 안정성 및 항암효과에 관한 연구'로 경희대학교에서 한의학박사 학위를 취득했다.

모두 암 정복을 위해서 꼭 필요한 공부들이었다. 특히 암과 관련해 각 분야의 전문가와 대화를 나누고 정보를 얻으려면 반드시 필요하다고 생각했던 공부였다. 1997년 중국 랴오닝 중의약대에서 받은 중의학 명예박사학위와 2000년의 모스크바 국립의대 명예박사학위까지 해서 2006년에는 박사학위가 총 4개가 되었다. 특히 지금의 신약 개발과 관련된 모든 지식은 러시아에서 약학박사 학위 과정을 하면서 습득한 것이다.

통증을 잡는 옻나무 추출물
넥시아 프로젝트의 시작과 발전

옻나무 추출물을 주원료로 한 넥시아는 원래 처음에는 약 이름이 아니고 연구 프로젝트 이름이었다. 1차 항암 치료에 실패한 4기암 환자들이 '그 다음 치료' 즉 'Next'로 사용할 수 있는 치료법을 개발해 보자는 취지에서 시작된 연구 프로젝트이다. 넥시아의 원리는 간단하다. 옻나무에서 알레르기를 일으키는 독성을 제거한 옻나무 추출물, 즉 법제 칠피 추출액을 만들고, 이것을 한의사의 처방에 따라 탕약으로 끓이거나 캡슐의 형태로 조제해 사용하는 것이다.

처음에는 미국의 항암제 택솔이 주목나무 추출물로 만들어진 것을 보며 힌트를 얻어 천연 약재를 찾기 시작했다. 옻나무가 암 치료제의 열쇠라고 생각한 단서는 두 가지였다. 첫째는 어혈이고 두 번째는 통증의 문제였다.

한방에서 어혈을 푸는 약재로는 오두烏頭 및 부자附子, 그리고 건칠乾漆

또는 생칠生漆이라 부르는 옻나무가 대표적이다. 부자는 독성이 강한 약재로 알려져 있으며, 옻나무도 독성이 있지만 옻나무는 『향약집성방』과 『의학입문』 등에서 어혈을 풀고 종양을 치료하는 데 쓰이는 이성환二聖丸의 원료 약재로 등장한다. 『동의보감』에서는 옻나무 수액을 건조한 한약재 '건칠'에 대해 "성질은 따뜻하고 맛이 매우며 독이 있다. 어혈을 삭이면서 끈끈한 적을 없애고 혈훈血暈을 낫게 한다."고 적고 있다.

문제는 독성을 어떻게 효과적으로 제거하느냐였다. 가령 뱀의 독을 천만 분의 일로 희석하였다면 그것은 더 이상 독이 아니다. 사람에게 해를 끼칠 만큼 되어야 독이라고 볼 수 있는데, 해를 끼치지 않을 만큼 희석된다면 그것은 원래의 독성분은 남아 있을지 몰라도 독은 아니다. 한방에서는 이처럼 용량을 제어하는 것 외에도 제련 과정을 거쳐 성질을 변화시키는 '법제法製'를 통해 독성을 다스리는 데 역점을 두어 왔다.

옻나무의 독은 '우루시올'이라는 성분이 주를 이루는데 이 성분이 인체에 영향을 미치면 심한 전신 피부의 발적과 가려움 그리고 심한 경우에는 호흡곤란 등의 증세가 생길 수도 있다. 이 독성을 제거하고 안전하게 사용할 수 있는 여러 방법이 한약서에 기록되어 있는데, 이를 우리는 포제炮製 혹은 수치修治(한약재의 약효가 안전하고 제대로 발휘되게 하기 위하여 볶거나 태우는 등의 가공 과정을 거치는 것)하는 방법이라고 한다. 넥시아는 이러한 포제와 수치법을 이용한 것이며, 여기에 우리나라 전통의 약용 옻나무 수액 채취법인 화칠법火漆法의 전통의약기술을 추가하여 이를 일정한 규칙으로 법제화하여 만든 것이다. 이제까지 많은 분량의 약을 사용했지만 넥시아는 단 한 명에게도 알레르기나 부작용이 나타나지 않았으며, 기존 항암제의 최대 단점인 탈모나 통증 등의 부작용도 전혀 없었다. 양방의 혈액검사를 통한 간과 신장 독성 검사 등으로 무독성을 입증하였으며, 이에 관한 논문도 여러 편 발표했다.

넥시아는 『대한약전』과 10종 기성 한의서에 수록된 생칠生漆, 건칠乾漆, 칠수漆樹, 칠목漆木의 한약재를 수치修治한 것으로써, 법적으로는 전임상과 임상시험이 필요 없는 한약재이다. 그러나 암에 관한 임상의 표준 근거를 만들기 위하여 전임상, 후향적 임상, 전향적 임상연구를 진행한 것이다.

이렇게 독성을 제거한 옻의 성분을 주원료로 한 넥시아는 암세포가 다른 곳으로 전이를 못 하도록 만든다. '옻'이라는 단어에는 '칠하다'라는 의미도 포함되어 있다. 쉽게 말해 암세포에 막을 씌워 굶겨 재우는(한방에서는 '죽인다'는 표현 대신 '재운다'라고 쓴다) 것이다. 암세포를 굶겨 재우다 보면, 자연스레 통증 문제가 해결된다. 암환자들의 통증이 극심한 까닭은 암세포에 완전한 세포막이 없기 때문이다. 막이 없이 자라니까 세포가 계속 분열 성장하여 다른 장기의 속살을 파고 들어간다. 이를 '인베이전(invasion)', 즉 '침윤'이라 부른다. 이처럼 암세포가 성장하거나 움직이면서 다른 세포의 막을 녹일 때 사용하는 독성은 극산성의 성질을 나타낸다. 넥시아는 이런 암세포에 직접 작용하여 어혈을 풀어주는 역할을 하므로 암환자의 통증 제어 효과 역시 상당하다.

암 치료에 있어서 통증 제어는 정말로 중요한 키포인트이다. 어떤 질병이든 통증을 잡는다는 것은 치료가 됐다는 것을 의미한다. 통증이 가라앉으면 암환자의 생존기간이 보통 30~40퍼센트 연장되는 것을 볼 수 있다.

지금은 넥시아라 불리는 이 약은 광혜원 한방병원 시절부터 사용하던 KHW라는 탕약을 그 전신으로 한다. 현재는 탕약이나 캡슐 등으로 환자에 따라 제형을 달리하여 처방하지만, 약의 근본은 광혜원 시절부터 사용하던 옻 추출물로 동일하다. 주약이 옻나무 추출물이라는 사실에는 변화가 없으나 그 나머지 보조적인 부분에서는 10여 년 동안 많은 변화와 발전이 있었다.

현재까지 옻나무 추출물의 구성성분에 대하여는 약 10여 가지 이상의 지표성분이 연구되어 있으며, 그 중에서도 푸스틴, 피세틴 등의 성분을 중점적으로 관리하여 안정적인 품질관리를 위해 노력하고 있다. 푸스틴, 피세틴의 경우는 그동안의 많은 연구에 의하여 항산화 혹은 항암효과 등을 나타내는 것으로 알려져 있다. 그러나 천연물 추출물을 대상으로 하는 연구가 어려운 것은 지표성분이 곧 유효한 효과를 나타내는 활성성분과 동일하지 않은 경우가 대부분이라는 사실인데, 각각의 확인된 지표성분과 옻나무 추출물 전체와의 유효한 효과를 비교해 보면 옻나무 추출물 전체의 효과가 월등한 것을 다양하게 확인할 수 있었다. 현재 사용하고 있는 옻나무 추출물은 그 간의 다양한 실험결과를 토대로 푸스틴, 피세틴 등의 구성성분의 함유량을 일정하게 유지하도록, 기준 및 시험법을 정립하고 이에 따른 품질관리 방법을 확립 시행하여 법제한, 안정성이 확보된 것이다.

넥시아와 한방 암 치료의 미래
넥시아가 진정한 희망이 되려면

말기암 환자에게 있어서 '치료'란 생존기간을 늘리는 것인 동시에 환자의 고통을 완화하고 삶의 질을 높이는 것을 의미한다.

유럽과 미국 등 서구의 암 치료에서도 암을 떼 내거나 암이 줄어들었는가의 여부에 대한 관심보다도, 환자의 생존기간과 삶의 질을 우선시하는 경향이 점점 높아지고 있다. 암이 몸에 남아 있더라도 환자가 아프지 않고 암의 성장이 멈추고 안정된 채 오래도록 생존하는 것이 더 중요하다고 보는 것이다. 가령 미국에서는 암 치료를 평가하는 기준이 몇 가지 등급으로 나뉘어지는데, 1단계는 무조건 어떤 약을 쓰든지 환자를 오래 살리는 것이다. 2단계는 다른 부작용이 없이 오래 사는 것이다. 어떤 항암제를 사용했는데, 그 결과 오래는 살았지만 도중에 뇌졸중이 와서 죽었다면 '의미가 없지 않은가! 그러므로 환자의 생존기간이 항상 최우선시 된다. 3단계는 'QoL(Quality of Life)', 즉 환자의 삶이 편안했는지의 여부를 살피는 것이다. 똑같이 1년을 살았더라도 사람답게 아프지 않고 사는 것을 말한다. 그리고 그 다음 4단계가 비로소 'response' 즉 반응 여부다. 치료법을 써서 암의 크기를 줄였는가 못 줄였는가는 암 치료를 평가하는 기준에서 가장 마지막에 위치한다.

하지만 우리 의료계 현장에서의 암 치료에 관한 한 여전한 관심사는 암이 줄어들었는지, 없어졌는지의 여부인 것 같다. 실제로 암이 줄어들고 없어지면 오래 살겠지만, 암을 줄이고 없애면서 환자가 몸이 아프지 않고 체력이 보존되고 정상적인 식생활을 할 수 있어야 오래 산다. 치료를 받다가 암보다도 환자가 먼저 지쳐 잘못되는 경우를 그동안 숱하게 많이 봐 왔기 때문이다.

넥시아는 이런 점에서도 상당히 중요한 의미를 갖는데, 가장 큰 이유는 한 가지 약재로 공功과 보補를 동시에 할 수 있는 공보겸시攻補兼施의 치료제이기 때문이다.

앞서 말했듯이 넥시아는 환자의 증세와 암의 진행상태, 개인적인 여러 차이들에 따라 제형과 용량 등 그 처방을 달리한다. 이때 용량을 높여서 진하게 사용하면 암에 공법攻法으로, 즉 암을 축소하거나 제거하는 방향으로 작용하고, 용량을 낮추면 천천히 몸을 보하여 암을 이길 수 있는 힘을 기르는 보법補法으로 작용한다. 약물만으로도 공보겸시가 가능한 것이다.

우리 팀에서는 넥시아를 주된 약제로 사용하고 보조적으로 암환자들에게 나타나는 여러 가지 증상에 대처하기 위한 각종 약제를 30여 가지 정도 사용한다. 환자가 입이 마른다든가, 식욕이 떨어진다든가, 잠이 오지 않거나 혹 감기에 걸릴 수도 있다. 이런 모든 경우에 대비할 수 있는 증상별 약제를 준비하고 있지만 암을 다스리는 주된 약제는 넥시아이다.

넥시아 투여의 가장 큰 효과는 다른 부작용 없이 암에 작용하여 성장을 멈추게 함으로써 암을 안정시키거나 암이 줄어들게 한다는 점이다. 그 결과 암환자의 사망률을 감소시킨다. 다른 말로 하면 정해진 기간 내 전체적인 생존율을 증가시킨다고 할 수 있다.

'항암 치료 1차 실패 4기암 환자'들을 대상으로 넥시아를 통한 치료를 실시해 온 그간의 결과를 한마디로 요약하자면 사망률이 감소하고, 넥시아를 사용하지 않았을 때나 특히 다른 항암제를 사용했을 때에 비하여 환자의 삶의 질이 현저하게 향상되었다는 점이다. 암의 고통을 완화하여 정상적인 일상생활을 할 수 있도록 한다는 것도 커다란 장점이며, 이는 넥시아 치료의 간접적인 목표 중 하나이다. 질병의 영향이나 증상 진행으로부터 자유로운 삶의 질 유지와 암의 감소라는 측면에서 각각 상당한 성과를 거두었다.

항암제의 내성 문제 vs. 넥시아의 경우

암 치료에 있어서도 약물의 내성 문제는 아주 심각한 실정이다. 우리 암센터를 방문하는 환자들 대다수는 항암제에 내성이 생긴 경우이다. 기존의 항암제가 더 이상 효과가 없어 암의 전이가 빨라지고 있는 것이다. 특히 이런 경우에는 약물 내성뿐만 아니라 영양 장애를 동반한 빈혈까지 함께 나타나기 때문에 생사를 다투는 위중한 상태를 부르기도 한다. 이와 같은 문제로 인하여 강력한 신종 항암제 개발도 중요하지만 약물 내성을 없앤 약한 독성의 항암제로 치료를 유도해야 한다는 주장을 펼치는 이가 점점 늘어나는 추세인 것 같다.

서구의학으로 항암 치료를 시도하지만 실패하고 또 다른 2차 항암 치료를 했지만 실패한 사람들을 그동안 넥시아로 치료하였다. 넥시아 치료는 항암 내성이 생긴, 즉 항암 치료에 이미 실패한 환자에 대해 또 하나의 치료법으로서 충분한 가능성을 가지고 있는 것 같다. 한 번 실패한 뒤에 생명을 위협받는 사람들에 대한 치료법으로 보편화된다면, 서구의학을 보완하며 동서 협진의 의의를 충분히 살릴 수 있을 것이다.

넥시아와 암 치료의 미래 (1) – 국가가 나서야 한다

제도적으로 양방의 경우 국가에서 의료보험 처리를 통해 환자들의 부담이 90퍼센트 이상 덜어지지만, 한방은 그렇지 못하다. 그래서 넥시아는 고가의 치료가 되고 있다. 보험 처리만 되면 환자들은 훨씬 저렴한 비용으로 치료를 받을 수 있다. 환자의 생명이 경각에 달린 환자를 돌보는 의료 행위라는 점에서 한방에도 보험 적용이 절실한 현실이다. 한방 암 치료에 대한 의료보험 처리에 국가가 적극 나서야 한다.

넥시아와 암 치료의 미래 (2) – 협진 체제 구축을 통한 한방 암 치료의 국제화

중국의 경우 오래전부터 양방과 한방이 함께 환자를 치료하고 있다.

양방이 주치료이고 한방은 보조 역할로 협진을 하고 있었다. 양방과 한방이 결합할 때 13~30퍼센트 수준으로 생명기간을 연장하는 효과를 보였다고 한다. 중국은 현대 중의학의 암 치료 역사가 55년 정도 되었고 독일과 함께 연구와 치료를 하고 있다. 중국의 가장 큰 광안문 한방병원의 경우 침상 수가 250여 개에 달한다. 베이징 의대가 가진 최고 수준으로 양방 치료를 하며 한방은 적절히 보조 역할을 한다.

우리는 그동안 넥시아 등 한방 암 치료의 연구 내용과 성과에 대한 공정하고 객관적인 평가자, 특히 국제 양방 및 한방계의 평가를 받으려는 노력을 지속적으로 진행하여 왔다.

2007년 기준, 여러 곳의 서구의학 전공자들이 공동 학회를 제안했으며, 미국의 제약회사들과 대학 등 연구기관들의 공동 연구 제의 등도 이어지면서 넥시아를 포함한 한방 암 치료는 세계적인 평가를 받고 있는 중이다.

우리 치료의 주안점은 4기 폐암 환자 중 항암제를 쓰다가 실패한 환자군을 대상으로 하는 것이다. 양방에서는 치료 항암제가 두 번 이상 바뀌고 말기 증상이 오면 대개 호스피스 군으로 분류한다. 양방에서의 항암 치료를 한 번 정도 하고 우리에게 오는 경우가 가장 치료 효과가 높은 것 같다. 우리는 수술이 가능한 치료는 의무적으로 양방으로 보내는 등 한방과 양방의 적극적인 상호 보완과 협조를 추구한다. 우리 치료는 소위 '레지멘 변경(regimen change)' 혹은 '항암 실패(chemo failure)'라고 불리는, 항암 치료에 실패한 내성 암환자들에게 희망이 되고 있다.

넥시아와 암 치료의 미래 (3) — 항암 실패 4기암 환자들에게 희망

넥시아로 치료하는 전이암 부분은 3기B를 넘어서 4기인 환자들이다. 4기 중에서도 '항암제에 실패'한 환자들이다. 환자들의 생명이 달렸다는 점에서, 양방도 넥시아 치료에 관심을 가져야 한다. 10년 이상 생존 성공자 모임인 〈대한암환우(완치)협회〉 회원들 대다수가 '항암 1차 실패한 4기암' 환자들이다. 가장 막바지에 이른 환자들이라는 점에서 반드시 관심을 가져야 한다. 그런 환자들이 가질 수 있는 희망을 키워가는 것, 그것이 바로 '의사이자 연구자'인 사람들이 해야 할 일이다.

실제 환자의 증례들 (1)

의무기록을 중심으로

치료에 임하면서 상황에 맞추어 공攻하고 보補하는 원리에 따라 실제 환자들에게 적용한 치법을 살펴본다면 단보單補(보법만 쓰는 것), 선보후공先補後攻(보법을 먼저 쓰고 그 다음 공법을 쓰는 것), 공보겸시攻補兼施(공법과 보법을 함께 쓰는 것), 선공후보先攻後補(먼저 공법을 쓰고 그 다음 보법을 쓰는 것), 단공單攻(공법만 쓰는 것)의 다섯 가지로 나눌 수 있다.

"대적대취는 오적이 오래되면 징병을 형성하는데, 견고하여 움직이지 않는 것은 공격하는 약이 아니면 어떻게 물리치겠는가? 다만 허약인은 반드시 공보겸시하여야 한다若夫大積大聚, 如五積之久而成癥病, 堅固不移者, 若非攻擊悍利之藥, 豈能推逐之乎? 惟虛弱之人, 必用攻補兼施之法也."라고 『경악전서景岳全書』에서는 설명하고 있다. 즉 시작된 지 오래인 암이 단단히 버티고 있을 때는 공법을 써야 하지만, 환자가 쇠약하고 기가 허한 경우에는 보법을 병행해야 한다는 뜻으로, 어떤 환자들을 대상으로 공보겸시를 쓰는지 알 수 있다. 단보 치료는 주로 항암제에 의한 항암 치료에 실패하였 거나 부작용 등으로 중단한 환자들, 또는 항암제를 거부한 환자들에게 이루어졌다. 선공후보 치료는 백혈병 환자나 항암제로 어느 정도 병증이 제어된 환자, 뇌병변의 방사선 치료 후 넥시아를 적용한 경우 등이 해당 한다.

환자 1 소세포폐암 / 67세 여성 / 13년째 건강 생존 중

Age/sex	67/Female
Initial Dx	Small cell lung cancer; limited stage
Date of Initial Dx	Oct. 1998
Initial Tx	Chemo-Tx #6 (Carboplatin+Etoposide, Cisplatin+ Etoposide) Radio-Tx #30 from Oct. 1998 to Apr. 1999
Response	No interval change of right lower lobe mass @ Apr. 1999
NEXIA Tx	Since Apr. 1999
Evaluation	Complete response @Jun. 2006 No recurrence from following CT or CXR
Response	Performance status: ECOG 0 @Dec. 2009
	Overall survival > 12 years (Apr. 1999~June 2011)

67세 여자 환자로 1998년 10월 K대학병원에서 소세포폐암을 진단 받고 항 암제 치료와 방사선 치료를 시행하였으나 1999년 4월에 검사한 결과 우측 폐 부위의 종양의 크기 변화가 없어, 더 이상의 양방 치료를 거부하고 1999년 4월 부터 한방 넥시아 치료를 시행하여 종양의 완전관해 및 현재(2011년 6월)까지 재발없이 건강하게 생존하고 있다.

소세포폐암의 경우 폐암 중에서도 예후가 불량한데 제한병기에 있어서도 위 의 그래프에 나와 있듯이 양방의 항암제 치료와 방사선 치료를 시행했음에도

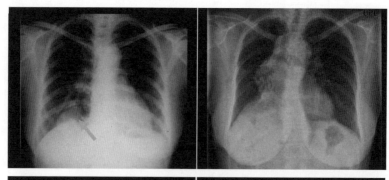

Oct. 1998	Dec. 2009
Lung malignancy in RLL	No recurrence

1998년 10월 엑스레이 사진에서 오른쪽 폐 하엽에 폐암으로 보이는 종괴가 보이고 폐문부위에 림프절 종대 소견이 보인다.
현재 재발의 소견은 보이지 않고 오른쪽 폐문부위에 방사선치료로 인한 섬유화 소견이 보인다.

On October 1998, Chest X-ray showed that the lung cancer was suggested in right lower lobe and lymphadenopathies was suggested in right hilar area. At present, there is no recurrence and fibrotic change in right hilar after radiotherapy

불구하고 전체 생존기간이 2년을 넘기기가 어렵다. 본 환자의 경우 항암제 치료

와 방사선 치료에도 불구하고 잔여 종양이 남아 있었으나 한방넥시아 치료를

통해서 완전관해를 보여 10년이 넘도록 재발 없이 건강하게 생존하고 있다.

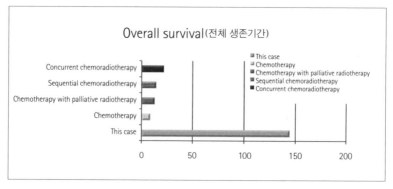

▌항암제 치료와 비교시 20배 이상 생존 중

환자 2 고령의 위암 환자 / 86세 여성 / 위암 완전 소실

Age/sex	86/Female	
Initial Dx	Gastric cancer, well differentiated adenocarcinoma	
Esophagogastroduodenoscopy	A polypoid gastric mass approximately 25 mm in diameter at the middle body portion of the lesser curvature A flat elevated lesion 50 mm in diameter at the prepyloric antrum	
Date of Initial Dx	Sep. 2006	
Initial Tx	NEXIA @ Sep. 2006	
Response	Polypoid mass	↓
	Flat elevated lesion	↓
	Gastrohepatic lymph nodes	→
	Survival with a good performance status for 58 months (Sep. 2006~June. 2011)	

86세 여자 환자로 소화불량 증상을 호소하여 타병원에서 시행한 CT검사에서 위암이 발견되었고, 수술적 치료를 권유받았으나 고령 및 전신 상태가 좋지 못한 점등을 고려하여 수술 및 항암제 치료를 시행하지 못하였다. 위암에 대한 치료를 위하여 강동경희대학교병원에 내원하여 시행한 위내시경검사상 폴립

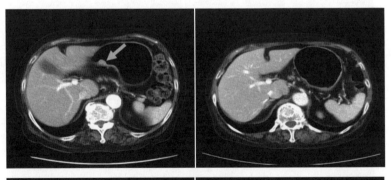

September 2006
NEXIA started

Febuary 2007

NEXIA 단독치료 이후, 위 중간부의 소만부위에 보이는 폴립모양의 위종양의 크기가 감소하였다.

After only NEXIA treatment, there was a marked decrease in the polypoid mass at the mid body on CT scan.

양상의 종양 (25mm) 및 위전정부에 융기된 종양 (50mm)이 보였고 조직검사

상 악성 위선암으로 진단되었다. 넥시아 단독치료를 시행한 5개월 후에 위에 있

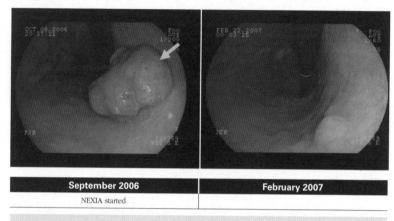

| September 2006 | February 2007 |
| NEXIA started | |

NEXIA 단독치료 이후, 내시경상 이전에 보이던 폴립모양의 위종양이 거의 소실되었다.

After only NEXIA treatment, gastroscopy showed a marked decrease in the polypoid mass at the mid body.

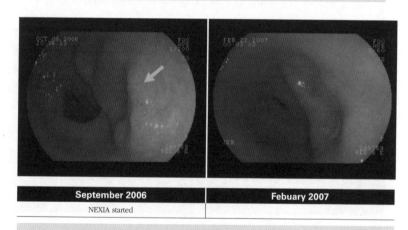

| September 2006 | Febuary 2007 |
| NEXIA started | |

NEXIA 단독치료이후, 위내시경상위전정부에보이는융기된위종양부위의크기가감소하였다.

After only NEXIA treatment, gastroscopy showed a slight decrease in the flat elevated lesion at prepyloric antrum.

던 종양이 현저하게 감소하였고 현재(2011년 6월)까지 건강하게 생존하고 있다. 2011년 5월 소화불량으로 위내시경을 시행한 결과 이전과 병변의 큰 변화를 보이지 않고 있다. 물론 이 환자의 경우 치료 없이 경과를 관찰하면서 지켜봐도 병기가 낮을 가능성이 있었으므로 생존기간이 짧지 않을 수도 있겠지만 수술적 제거를 하지 못한 상황에서는 6개월 이상의 생존을 하기는 어렵다. 더욱이 본 환자의 경우 독성이 없고 안전한 넥시아 치료를 통하여 종양 크기가 줄어드는 좋은 반응까지 보였다. 고령으로 양방치료가 불가능한 환자에게 치료의 기회를 제공하였고 종양이 줄어드는 효과를 객관적으로 관찰하였다.

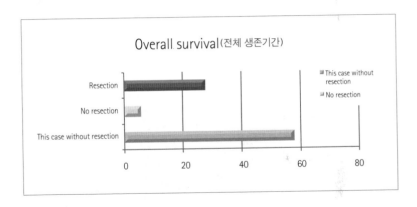

고령의 위암 환자의 경우 수술적 시도를 적용하기 어려운 경우가 많다. 일반적으로 수술로 절제하지 못한 경우 생존기간이 6개월 넘기기가 어려운데 본 환자의 경우에는 수술적 절제 없이 넥시아 치료만으로 현재까지 5년 가까이 생존하고 있다.

환자 3 간암의 폐전이 / 62세 남성 / 폐암 완전 소실

Age/sex	62/Male	
Initial Dx	Hepatocellular carcinoma; Chronic hepatitis C	
Date of Initial Dx	Jan. 2005	
Initial Tx	Living donor liver transplantation @ Mar. 2005	
1st Progression	Sep. 2005; lung	
Tx after Progression	Doxorubicin	
2nd Progression	Jun. 2006; Lung	
Tx after Progression	NEXIA @ July 2006	
Response	Lung	↓
	Progression free survival for 8 months (July 2006~Feb. 2007)	

62세 남자 환자로 과거력 만성C형간염으로 인해 2005년 1월 간암 진단을 받았고 2005년 3월 생체 간이식을 시행받았다. 이후 경과 관찰 중에 2005년 9월

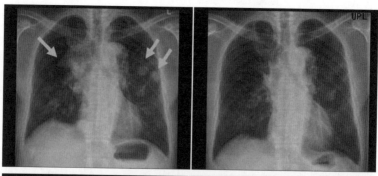

June 2006	December 2006
NEXIA started AFP 66.9	Tumor decreased and disappeared AFP 6.8

오른쪽 폐 종양으로 인한 허탈부위와 다발성 폐전이와 왼쪽 다발성 폐전이의 크기가 현저히 감소하였다.

Chest x-ray imaging showing the response of lung metastases. Left picture is initial finding at the time of initiation of NEXIA. Right picture is post-treatment chest x-ray imaging demonstrating marked improvement of lung metastases after five months of treatment with NEXIA.

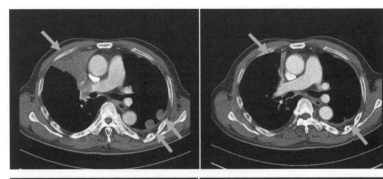

June 2006	December 2006
NEXIA started AFP 66.9	Tumor decreased and disappeared AFP 6.8

NEXIA 단독치료 이후, 오른쪽 폐 허탈부위가 사라지고 왼쪽 폐 상엽의 폐전이가 거의 소실되었다.

After only NEXIA treatment, CT scan shows marked shrinkage of lung metastases after five months of treatment with NEXIA. AFP level has also decreased.

폐전이가 진단되어 항암제 치료로 독소루비신을 투여받았고 2006년 6월에 전이부위의 악화소견이 관찰되어 한방 넥시아 치료를 시행한 결과 전이된 폐부위 종양의 위축을 보였고 무진행 생존기간이 8개월간 지속되었으며 17개월 생존하였다. 이 환자의 경우는 간이식으로 면역억제제를 투약하고 있는 상태로 항암제를 지속적으로 사용하기 어려운 상태의 환자였는데 넥시아를 투약하여 좋은 경과를 보였다. 또한 진행성 간암의 경우 표적 항암제로 치료하였을 때 무진행 생존기간이 6개월을 넘기기가 힘든데 본 환자의 경우 8개월간 무진행 생존하였고 이후 17개월 생존하였다.

따라서 본 환자의 경우 비록 질병의 진행으로 사망하기는 하였으나 넥시아 치료를 통해서 종양의 축소를 보였고 유의한 삶의 연장을 가져왔다고 볼 수 있다.

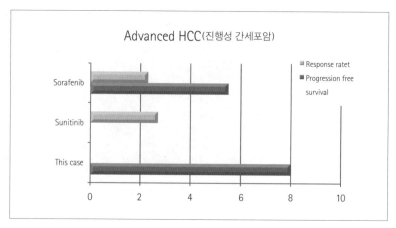

Advanced HCC(진행성 간세포암)

- Response ratet
- Progression free survival

Sorafenib

Sunitinib

This case

0　2　4　6　8　10

❚ 간이식 상태에서도 항암 치료의 경우보다 2~3배 생존

　진행성 간암의 경우 현재까지 인정된 항암제로는 sorafenib이 대안이지만,
치료 성적은 만족스럽지 못하다. 이 약의 임상시험 Sharp trial의 결과를 보면
sorafenib이 전체 생존기간 10.7개월로 위 약을 투여한 그룹의 7.9개월에 비하
여 대략 2~3개월 정도의 통계학적으로 유의한 연장이 관찰되어서 미국 FDA의
허가를 받게 된 것이다. 그리고 이 약이 표적 치료제이기는 하나 여러 부작용으
로 인해서 치료를 중단하는 경우도 외래에서 많이 접하게 된다.

환자 4 간암의 뼈전이 / 46세 남성 / 재발 없이 건강 생존 중

Age/sex	46/Male
Initial Dx	Small hepatocellular carcinoma in segment VI ; Alpha-fetoprotein (AFP) 702.5
Date of Initial Dx	July 2005
PHx	Chronic Hepatitis B
Initial Tx	Transcatheter arterial chemoembolization #1 @July 2005

NEXIA Tx	Since Aug. 2005
Evaluation	Hepatocellular carcinoma decreased following CT scan @Sep. 2007
Progression	T7 spine metastasis by PET-CT @Sep. 2007
1st Palliative Tx	T7 vertebrectomy @Dec. 2007 Pathology; Metastatic hepatocelluar carcinoma
Response	AFP increase; 23.4 → 307.6 @Jun. 2008
2nd Palliative Tx	CT Image-guided intensity-modulated radiation therapy (Tomotherapy) @July 2008
Response	AFP decrease; 307.6 → 7.0 @May 2011
	Performance status: ECOG 0 @June 2011
	Overall survival > 81months (Aug. 2005~June 2011)

46세 남자 환자로 과거력 만성B형간염으로 2005년 7월 간암을 진단받고 색
전술을 1차 시행받았으며 2005년 8월부터 한방 넥시아 치료를 시작하였다. 정
기검진 과정 중 2007년 9월 흉추7번에 전이소견이 관찰되어 2007년 12월 수
술적 절제와 방사선 치료를 시행하였다. 일반적으로 간암의 뼈전이는 적극적

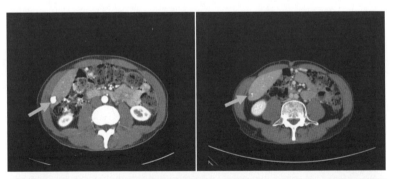

October 2005	January 2010
After TACE #1	Decreased

넥시아 치료 이후, TACE로 lipiodol uptake된 부위가 감소하였고 4년 동안 간에도 진행 소견이 보이지 않았다.

After TACE therapy and NEXIA treatment, the ipiodol uptake region decreased and there is no recurrence over 4 years.

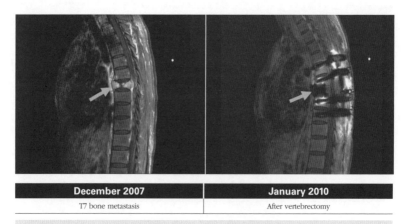

December 2007	January 2010
T7 bone metastasis	After vertebrectomy

추적 관찰 중에 척추전이가 발견되어 완화적으로 척추성형술을 시행하였다.

After follow-up CT scan, metastatic mass was confirmed in spine T7. He underwent T7 vertebrectomy.

양방 치료에도 불구하고 생존기간이 6~9개월로 매우 나쁘지만 이 환자의 경우 현재(2011년 6월)까지 건강하게 생존하고 있으며 2011년에 간암의 표시자인 AFP수치가 상승하여 넥시아 고용량을 사용한 결과 정상수치로 내려왔다. 본 환자의 경우 비록 방사선 치료와 수술 치료를 시행하였지만 그 이후 더 이상의 재발 없이 80개월을 넘겨 건강하게 생존하고 있다.

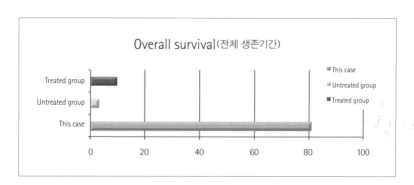

┃ 일반 항암제 치료보다 7~8배 건강 생존 중

간암의 뼈전이인 경우 치료를 안 했을 경우 3개월이고 여러 양방적 치료인 항암 치료와 방사선 치료를 받더라도 생존기간을 1년 이상 넘기기가 어렵다.

환자 5 수술 이후 재발한 담도암 / 64세 여성 / 크기 변화 없이 건강 생존 중

Age/sex	64/Female
Initial Dx	Cholangiocarcinoma; adenocarcinoma; 3.1X1.3X0.5cm
Date of Initial Dx	May 2006
Initial Tx	Endoscopic nasobiliary drainage; Cholecystectomy with pancreas abscess drainage and T-tube insertion @May 2006 Pancreaticoduodenectomy @Sep. 2006
Relapse	Soft tissue mass along SMA root @Nov. 2006
Palliative Tx	Radiotherapy #33 and Chemo-Tx (#1,?) @Dec. 2006
Response	Progressive disease; 2.3 ? 3.0cm, Lymph node metastases; peritoneal seeding & Krukenberg tumor (5~4cm) @Jan. 2007
NEXIA Tx	Since Feb. 2007
Evaluation	Stable disease by CT until Feb. 2009
Response	Progression free survival 〉54months (Feb. 2007~May 2011)
	Overall survival > 53 months (Feb. 2007~June 2011)

64세 여자 환자로 2006년 5월 담도암 진단하에 수술적 절제를 시행하였고, 이후 경과 관찰 중에 2006년 11월에 상장간막동맥부위에 재발 소견을 보여 방사선치료와 항암제 치료를 시행하였으나 복막과 난소부위로 전이 소견이 관찰되어 더 이상의 양방 치료를 포기하고 2007년 2월부터 한방 넥시아 치료를 시작하여 크기의 변화 없이 현재까지 건강하게 생존하고 있다.

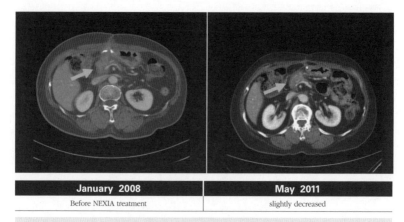

January 2008	May 2011
Before NEXIA treatment	slightly decreased

넥시아 단독치료 이후, 상장간정맥주위의 연부전이는 크기가 약간 줄었다.

After only NEXIA treatment, soft tissue mass along superior mesenteric vein has slightly decreased.

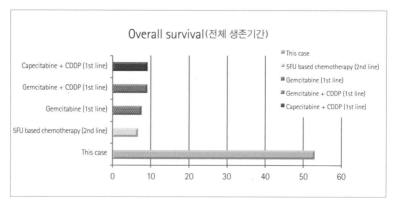

I 기존 치료보다 5~6배 장기 생존 중

　　일반적으로 수술이 불가능한 담도암의 경우는 예후가 매우 불량하고 기존의 항암제의 반응성이 매우 불량하다. 따라서 의료진도 적극적 항암제 치료를 권유하기 어려운 현실이다. 보통 적극적 1차 항암제 치료에도 불구하고 예후가 나빠 6~8개월 정도 평균 생존기간을 보이는데 본 환자의 경우 항암제 치료와 방사선 치료에 실패하고 본원에 내원하여 넥시아 치료를 시행하였음에도 불구하고 현재 4년 이상 건강하게 생존하고 있다.

환자 6 신장암의 폐전이 / 52세 남성 / 항암제 치료 실패 4기암, 완전 소실 건강 생존 중

Age/sex	52/Male
Initial Dx	Renal cell carcinoma, clear cell type, nuclear grade III; stage IV (T1bN0M1) T: 6.3 x 5.5 cm; M: lung metastases
Date of Initial Dx	Sep. 2006
Initial Tx	Radical nephrectomy
1st Progression	Feb. 2007; Right adrenal gland and Left lung
Tx after progression	Sunitinib
2nd Progression	May 2007; Left adrenal gland
Tx after progression	NEXIA @ July 2007
Response	Lung
	Right adrenal
	Left adrenal
	Progression free for 45 months (July 2007~Mar. 2011) Overall survival > 48 months (July 2007~June 2011)

52세 남자 환자로 2006년 9월 신장암 4기 진단을 받고 원발부위 신장암을 제거하였고 경과 관찰 중 2007년 2월에 우측 부신과 좌측 폐부위의 전이 소견 관찰되어 슈텐 표적 치료를 시행하였으나 2007년 5월에 좌측 부신으로까지 병이 진행되어 더 이상의 항암제 치료를 포기하고 2007년 7월부터 한방 넥시아 치료를 시행하여 완전관해를 보였고 현재(2011년 6월)까지 건강하게 생존하고 있다.

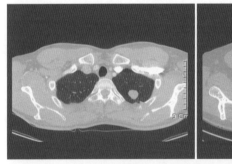
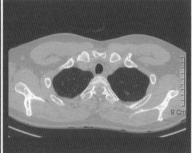

May 2007	March 2011
NEXIA started	

NEXIA 단독치료 이후, 왼쪽 폐 상엽에 보이는 폐전이가 거의 소실되었다.

After only NEXIA treatment, CT scan shows markedly decreased size of metastatic mass at upper lobe of left lung.

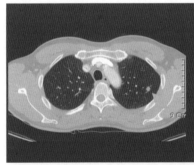
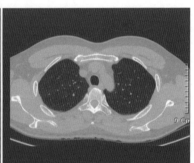

May 2007	March 2011
NEXIA started	

NEXIA 단독치료 이후, 왼쪽 폐 상엽에 보이는 폐전이가 거의 소실되었다.

After only NEXIA treatment, CT scan shows markedly decreased size of metastatic mass at upper lobe of left lung.

　　오른쪽의 그래프는 4기 신장암에서 1차 항암제 치료 실패 이후 2차 항암제 치료의 무진행 생존기간을 나타내는 것이다. 현재 사용되는 표적 치료제의 무

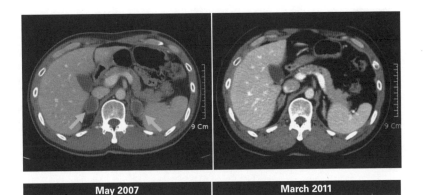

May 2007	March 2011
NEXIA started	

NEXIA 단독치료 이후, 양쪽 부신부위전이가 거의 소실되었다.

After only NEXIA treatment, CT scan shows markedly decreased size of both adrenal mass.

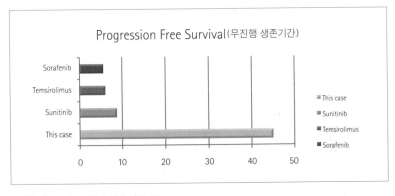

Progression Free Survival(무진행 생존기간)

| 기존 치료보다 8~10배 건강 생존 중

진행 생존기간이 대략 6개월 정도가 된다. 이와 비교하여 본 환자의 경우 1차 항암제 치료 실패 이후 넥시아 치료를 통해서 현재까지 45개월의 무진행 생존 기간을 보이고 완전관해가 되었으므로 향후 이 생존기간은 지속적으로 연장될 것으로 보인다.

환자 7 신장암 수술이후 폐전이 / 52세 남성 / 수술 후 재발, 54개월째 건강 생존 중

Age/sex	52/Male
Initial Dx	Renal cell carcinoma, clear cell type, nuclear grade II; stage II (T2N0M0) T: 12.0 x 9.7 cm
Date of Initial Dx	July 2006
Initial Tx	Radical nephrectomy
Relapse	Nov. 2006: Lung metastases
Tx after progression	NEXIA @ Dec. 2006
Response	Lung metastases ↓
	Progression free for 32 months (Dec. 2006~July 2009)
	Overall survival 〉 54 months (Dec. 2006~Jun. 2011)

52세 남자 환자로 갑작스런 혈뇨증상으로 2006년 7월 신장암 2기 진단을 받고 수술을 시행하였다. 이후 경과 관찰 중 2006년 11월에 시행한 CT와 PET-CT에서 양측 폐부위에 다발적 폐전이 소견이 관찰되어 항암제 치료가 권유되었으나 생존기간 연장의 의미만 있다는 의료진의 말에 대체 치료를 찾던 중

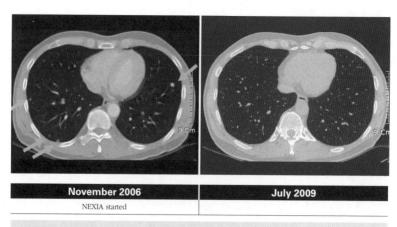

| November 2006 | July 2009 |
| NEXIA started | |

NEXIA 단독치료 이후, 오른쪽 중엽과 왼쪽 상엽에 보이는 폐전이가 소실되었다.

After only NEXIA treatment, CT scan shows disappearance of metastatic nodules in RML and LUL.

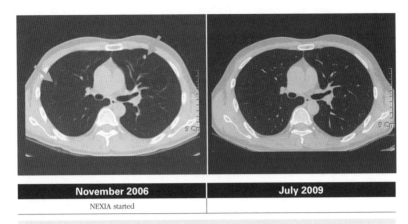

November 2006	July 2009
NEXIA started	

NEXIA 단독치료 이후, 오른쪽 중엽과 왼쪽 상엽에 보이는 폐전이가 소실되었다.

After only NEXIA treatment, CT scan shows disappearance of metastatic nodules in RML and LUL.

강동경희대학교병원에 내원하여 한방 넥시아 단독 치료를 시작하였다. 투약 이후 종양이 완전관해가 되었고, 현재(2011년 6월) 재발 없이 건강하게 생존 중에 있다.

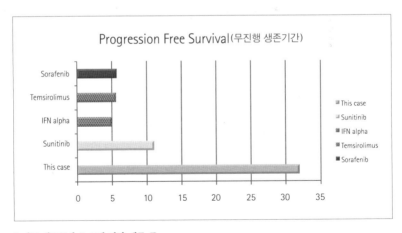

Progression Free Survival(무진행 생존기간)

■ This case
■ Sunitinib
■ IFN alpha
■ Temsirolimus
■ Sorafenib

┃ 기존 치료보다 5~7배 건강 생존 중

앞 페이지의 그래프는 4기 신장암의 표적 치료와 면역 치료의 무진행 생존 기간을 나타나내는 것으로 1차 항암제 치료의 무진행 생존기간의 최대값인 sunitinib의 11개월에 비교한다면 본 환자의 경우 32개월로 3배 정도가 된다. 그러나 이 환자의 경우 마지막 CT 촬영이 2009년도 7월로 그 이후 방사선 노출을 꺼려 추가적 영상촬영을 거부하였기 때문에 무진행 생존기간이 32개월로 표현된 것이다. 따라서 현재 시점까지 건강하게 생존하고 있다는 점을 고려한다면 무진행 생존기간은 32개월 이상일 것으로 판단된다.

환자 8 고환암 / 30세 남성 / 항암제 중단 이후, 암 축소 사례

Age/sex	30/Male	
Initial Dx	Testicular cancer, germinoma; retroperitoneal LN metastases; stage IIIb	
Date of Initial Dx	May 2006	
NEXIA Tx	Since Oct. 2006	
1st Progression	Progressive disease @ Jun. 2007; Right testis mass and Lymph nodes increased	
Tx after progression	NEXIA @ Dec. 2006	
Concurrent Tx	BEP(Bleomycin, Etoposide, cisDDP)#3 from Jun. to Aug. 2007 Refuse further chemotherapy due to Neutropenia	
Response	Partial response @ Aug. 2007; Right testis mass and Lymph nodes ↓	
2nd Progression	Progressive disease @ Jun. 2008; Right testis mass and Lymph nodes increased	
Concurrent Tx	TP(Paclitaxel, cisDDP) #7 from July to Dec. 2008 Hold further chemotherapy due to Neutropenia	
Response	Partial response @ Oct. 2008; Right testis mass and Lymph nodes ↓	
Response	Partial response of right testis mass and Lymph nodes by CT @ May. 2009 Partial response by CT @ Nov. 2009; Right testis mass ↓	
Response	Testis mass ↓	Progression free for 25 months (Oct. 2008~Nov. 2010)
	Overall survival 〉 56 months (Oct. 2006~Jun. 2011)	

30세 남자 환자로 2006년 5월 고환의 배아세포종양의 후복막 림프절 전이가 된 3기B로 진단받고 2006년 10월부터 한방 넥시아 치료를 시행하였으나 종양이 약간씩 커져 2007년 6월부터 항암제 치료를 병행하였으나 호중구감소증으로 인해서 지속적 항암제 치료를 시행하지 못하였고 이후 종양은 약간 줄어드는 경향을 보였다.

그러나 2008년 6월에 시행한 영상검사상 종양의 증가가 발견되었고 다시 항암제 치료를 병행하였으나 이번에도 항암제 치료의 부작용으로 호중구감소증이 생겨 2008년 12월까지 시행하였고 이후 잔존암이 있었다. 이후 양방 치료는 전혀 배제된 채 한방 넥시아 단독 치료만으로도 영상검사상 지속적으로 종양이 줄어들어 현재(2011년 6월) 건강하게 생존하고 있다.

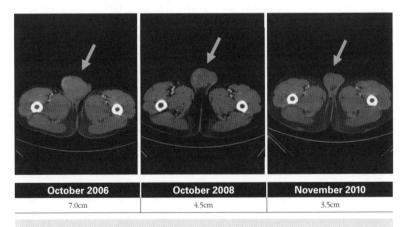

October 2006	October 2008	November 2010
7.0cm	4.5cm	3.5cm

고환의 종괴가 보이고 크기가 점점 감소하였다.

Testis mass size has slightly decreased with NEXIA and chemotherapy.

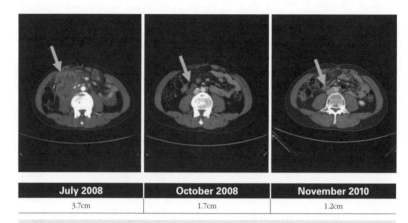

July 2008	October 2008	November 2010
3.7cm	1.7cm	1.2cm

복강내 림프절 전이부위의 크기가 서서히 줄어들었다.

Metastatic lymph nodes in abdomen have slightly decreased with NEXIA and chemotherapy.

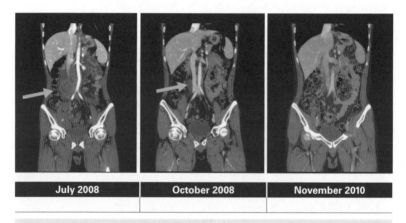

July 2008	October 2008	November 2010

복강내 임파절 전이부위의 크기가 서서히 줄어들었다.

Metastatic lymph nodes in abdomen have slightly decreased with NEXIA and chemotherapy.

악성흉수를 동반한 비소세포성 폐암 / 53세 여성 / 장기생존사례

Age/sex	53/Female	
Initial Dx	Non-small cell lung cancer, adenocarcinoma; RLL; stage IIIB (T4N0M0)	
Smoking History	none	
Date of Initial Dx	Aug. 2006	
ECOG PS	0	
Initial treatment	NEXIA @ Oct. 2006	
Response	Lung mass	↓
	Pleural nodule	→
	Pleural effusion	↓
	Progression free for 25 months（Oct. 2006～Oct. 2008） Overall survival > 38 months (Oct. 2006～Dec. 2009)	

53세 여자 환자로 2006년 8월 정기검진상 우연히 폐부위 종양이 발견되어

수술적 절제를 시행하려 하였으나 흉막전이가 발견되어 수술하지 못하고 이후

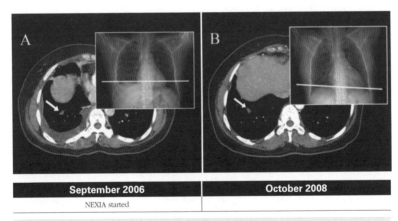

September 2006

NEXIA started

October 2008

왼쪽 사진은 NEXIA 치료 전에 우폐의 악성흉수와 종양을 보여주고 있으며 오른쪽 사진은 NEXIA 단독치료 이후 악성흉수의 소실과 더불어 종양의 크기가 변화 없음을 보여주고 있다.

A chest CT scan on September 2006 showed malignant pleural effusion. (Left)
After only NEXIA treatment, a chest CT scan on October 2008 showed marked decrease in pleural effusion and no significant interval change in nodules compared to a chest CT scan in September 2006.

악성흉수로 발전하였다. 항암제 치료를 권유받았으나 부작용을 우려하여 항암제 치료를 시행하지 못하고 2006년 10월부터 한방 넥시아 치료를 시행하였고 종양의 크기는 변화가 없었으나 악성흉수는 크게 감소하였고 2년 정도의 무진행 생존을 보였다. 보통 악성흉수를 동반한 3기B는 4기와 거의 예후가 같아 2010년 AJCC 병기에서는 악성흉수를 동반한 3기B는 4기로 병기가 바뀌었고, 항암제 치료에도 불구하고 1년 생존 가능성이 어렵다.

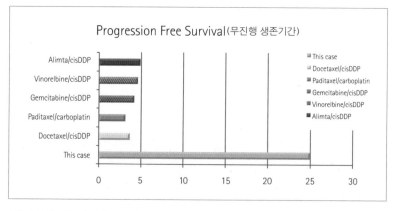

❙ 항암제 단독치료에 비해 3~6배 생존 성공 사례

그래프는 1차 백금기반 항암제를 통한 무진행 생존기간이 5개월 미만인 것을 보여주는 것으로 본 환자의 경우는 25개월로 5배 이상이 된다. 그리고 악성흉수을 동반한 경우 예후가 나빠 흉수천자이후 흉막유착술 등을 시행하게 되는데 이 환자의 경우 양방의 치료적 도움이 전혀 없이 넥시아 치료만으로 흉수소실을 보였다.

환자 10 급성림프구성 백혈병 / 27세 여성 / 항암제 지속불가, 장기 생존 중

Age/sex	27/Female (DOB : October 1982)
Initial Dx	ALL (T-cell, L1)
Date of Initial Dx	June 1997 at SNU Hospital
Initial Tx	Induction and Consolidation #1
Response	Refused further chemotherapy due to adverse effects such as sepsis, neutropenia, and pleural effusion.
NEXIA Tx	From December 1997 to March 2010
Response	No recurrence and good PS
Recent CBC	January 05, 2010
	WBC 6,100 > Hb 13.5 / Hct 39.5 < PLT 176K Neutrophil 58.2 (%) Lymphocyte 33.5 (%) Monocyte 6.5 (%) Eosinophil 1.4 (%) Basophil 0.4 (%)

    27세 여자 환자로 1997년 6월에 S대학병원에서 급성림프구성 백혈병을 진단 받고 항암제 치료로 관해유도항암요법 이후, 공고요법 1차 시행하던 중 항암제 치료의 부작용으로 패혈증, 호중구 감소증 및 흉수가 발생하여 더 이상의 항암 제 치료를 받을 수 없게 되었다. 그래서 1997년 12월부터 한방 넥시아 단독치 료를 시작하여 현재(2011년 6월)까지 재발 없이 건강하게 생존하고 있다. 맨 아 래 칸은 최근에 시행된 혈액검사 소견으로 정상임을 보여준다.

환자 11 이차성 급성골수성 백혈병 / 15세 여성 / 항암제 이후 백혈병 발생, 장기 생존 중

Age/sex	15/Female (DOB : January 1995)
Initial Dx	Neuroblastoma at Lt retroperitoneal site (Stage III)
Date of Initial Dx	October 1995 (9 months old) at SNU hospital
Initial Tx	Chemotherapy, Surgery, and Radiotherapy
Response	Secondary AML (M4) on September 1998
Treatment	Induction and Consolidation; PBSCT → congestive heart failure

Response	Further new chemotherapy stopped due to cardiomegaly
NEXIA Tx	From April 1999 to March 2010
Response	No recurrence and good PS
Recent CBC	November 8, 2008
	WBC 6,000 > Hb 12.4 / Hct 41.1 < PLT 254K Neutrophil 58.2 (%) Lymphocyte 30.2 (%) Monocyte 9.8 (%) Eosinophil 1.0 (%) Basophil 0.8 (%)

15세 여자 환자로 1995년 10월 출생 9개월에 후복막 부위에 3기 신경모세
포종을 S대학병원에서 진단받고 수술, 항암제 치료, 방사선 치료를 시행하였다.
3년 후인 1998년 9월에 이차성 급성골수성 백혈병 진단을 받고 관해유도항암
요법 및 공고요법의 항암 치료를 시행하였던 중에 항암 치료의 부작용으로 울
혈성 심부전이 발생하여 더 이상의 항암제 치료를 할 수 없었다. 1999년 4월부
터 한방 넥시아 단독치료를 시작하여 현재(2011년 6월)까지 재발 없이 건강하
게 생존하고 있다. 맨 아래 칸은 최근에 시행된 혈액검사 소견으로 정상임을 보
여준다.

환자 12 급성골수성 백혈병 / 16세 남성 / 항암제 치료 이후 재발된 백혈병 완치

Age/sex	16/Male (DOB : November 1993)
Initial Dx	AML
Date of Initial Dx	March 1997 at SNU hospital
Initial Tx	Chemotherapy
Response	Recurrence of AML / Chemotherapy refused by the parents
NEXIA Tx	From October 1997 to March 2010
Response	No recurrence and good PS

Recent CBC	November 8, 2008
	WBC 6,800 > Hb 16.1 / Hct 46.5 < PLT 205K Neutrophil 62.5 (%) Lymphocyte 23.8 (%) Monocyte 11.0 (%) Eosinophil 2.3 (%) Basophil 0.4 (%)

16세 남자 환자로 1997년 3월에 S대학병원에서 급성골수성 백혈병을 진단
받고 항암제 치료를 받았으나 이후 다시 재발하였다. 병원에서는 지속적 항암
제 치료를 권유하였으나 보호자들이 더 이상의 항암제를 거부하고 1997년 10
월부터 한방 넥시아 단독치료를 시작하여 현재(2011년 6월)까지 재발 없이 건
강하게 생존하고 있다. 맨 아래 칸은 최근에 시행된 혈액검사 소견으로 정상임
을 보여준다.

환자 13 급성골수성 백혈병 / 19세 여성 / 항암제 치료 지속 불가 백혈병 완치

Age/sex	19/Female (DOB : January 1990)
Initial Dx	AML (M1)
Date of Initial Dx	January1999 at St. Mary's Hospital
Initial Tx	Induction and Consolidation
Response	Strongly refused further new chemotherapy due to adverse effects such as neutropenia and pneumonia
NEXIA Tx	From March 1999 to March 2010
Response	No recurrence and good PS
Recent CBC	January 5, 2010
	WBC 5,100 > Hb 12.9 / Hct 37.4 < PLT 220K Neutrophil 39.5 (%) Lymphocyte 53.2 (%) Monocyte 6.2 (%) Eosinophil 0.5 (%) Basophil 0.6 (%)

19세 여자 환자로 1999년 1월 C대학병원에서 급성골수성 백혈병을 진단받
고 항암제 치료로 관해유도항암요법 이후 공고요법 시행하던 중 항암제로 인한

호중구감소증과 폐렴 등의 부작용이 심하여 더 이상의 항암제 치료를 포기하였다. 그리고 1999년 3월부터 한방 넥시아 단독치료를 시행하여 현재까지 재발 없이 건강하게 생존하고 있다. 맨 아래 칸은 최근에 시행된 혈액검사 소견으로 정상임을 보여준다.

실제 환자의 증례들 (2)
장기 생존자 통계 분석

1997년부터 2001년까지 넥시아를 복용한 전체 환자 216명에 대한 생존율 분석은 K·FDA 인가 임상시험수탁기관인 LSK에 의뢰하였는데 미국 국립보건원 의료통계실장을 역임한 분이 통계 분석을 맡았다. 식약청 고시 임상통계지침에 근거한 통계 분석 결과 암 완치율과 같은 의미로 사용되는 5년 생존율은 진단일을 기준으로 할 때 54퍼센트, 넥시아 투약일 기준으로는 44퍼센트에 달했다. 많은 환자들이 진단 직후 바로 한방 암센터를 찾는 것이 아니다. 서구의학, 즉 몇 차례 항암제 치료까지 받다가 악화된 상태로 찾아온 환자들을 대상으로 이러한 결과가 나온 것이다.

다음은 위의 연구 결과를 2006년 〈암치료 EBM 심포지엄〉과 2007년 〈제2회 국제동서암심포지엄〉에서 발표했던 내용이다.

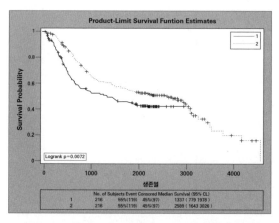

┃ K·FDA 인가 임상시
험수탁기관 LSK에 의
뢰. 식약청 고시 임상
통계지침 의약 「65625-
135535」에 근거하여 통
계 분석.

생존기간 \ 생존율	진단일로부터	넥시아 투약일로부터
5년	54%	44%

A. 백혈병 환자 생존율: 5년 생존율 69퍼센트

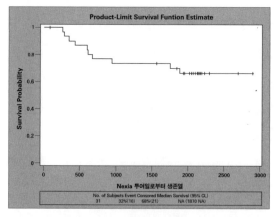

생존기간 \ 생존율	백혈병
5년	69%

┃ 2006년 암치료 EBM 심포
지엄 리뷰 / 2007년 제2회
국제동서암심포지엄 리뷰

B. 폐암 4기 환자 생존율: 5년 생존율 28퍼센트

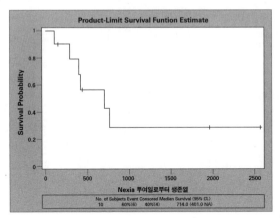

암치료 EBM 심포지엄 리뷰 / 2007년제2회 국제동서암심포지엄 리뷰

생존기간	생존율	폐암4기
5년		28%

　〈대한암환우(완치)협회〉 소속 10년 이상 장기 생존자는 모두 넥시아 투약 환자들이다. 그리고 항암 1차 실패 이후 내원한 4기암 환자가 대다수이고 항암 2차 실패 후 내원하여 10년 이상 생존한 분은 일부, 항암 3차 이상 실패한 후 내원한 환자는 극소수이다. '항암 실패'란 사용하던 항암제를 포기하고 다른 항암제를 추천받을 때를 가리킨다. 항암제를 바꾼다는 것은 기존 항암제를 이용한 치료에 실패했음을 의미한다.

　두 살 때 신경아세포종 항암 치료 중 백혈병이 발생한 K는 여러 번의 항암제 실패에도 불구하고 현재까지 장기생존하고 있다. 세 살때부터 넥시아 치료를 시작하여 현재는 열다섯 살이다. 진행암 환자는 미국에서도 장기생존 목적 치료가 아닌 연장 목적의 의학적 접근을 하고 있다.

　현재는 〈대한 암환우(완치)협회〉 소속 장기 생존 성공자를 대상으로

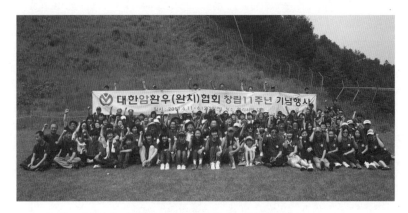

▌ 2011년 6월 11일에 열린 〈대한암환우(완치)협회〉 창립 11주년 기념 행사

유전자 검사 등을 통한 연구를 이어가는 중이다. 약 100~130여 종의 유전자 검사를 실시한 결과 항암 실패 이후 백혈병 환자는 전원 유전자 복원이 확인되었으며, '넥시아의 돌연변이 유전자 정상화 효능'에 대한 연구가 진행 중이다.

백혈병 유전자 복원 검사표 (1) _ 심문수(급성 골수성 백혈병)

백혈병 유전자 복원 검사표 (2) _ 이제현(급성 림프성 백혈병)

실제 환자의 증례들 (3)

인터뷰를 중심으로*

| 인터뷰 1 | 정미자 / 70세 여성 |

◀ 스마트폰으로 QR코드를 촬영하시면 인터뷰 동영상과 연결됩니다.

● **암 진단을 받은 건 몇 년도이고, 정확히 어떤 암 진단을 받았나?**

1998년도에 기침을 많이 심하게 해서 동네 병원에 기침 치료를 하러 갔는데 엑스레이를 찍어보자고 했다. 그 결과 곧바로 큰 병원에 가라고 했다. 그래서 큰 병원에 갔는데 검사 결과 소세포폐암이었다. 폐암 3기, 3기B정도 된다고 하였다. 항암 치료를 바로 시작하자는 스케줄이 나왔다. 중간에 암이 커서 항암제 치료와 방사선 치료를 병행했다.

---

* 본 자료는 2011년 6월 11일 강촌 엘리시안에서 열린 〈대한암환우(완치)협회〉의 창립 11주년 기념 행사에 참석한 협회 회원들을 대상으로 판미동 편집부에서 직접 인터뷰한 내용을 정리한 것이다.

6개월 과정이었다.

중간에 백혈구 수치가 떨어질 땐 못했기 때문에 치료를 1년간 했다. 결과는 암의 성장이 계속 진행되었다는 것이다. 방법이 없어서 그냥 지내다 보니, 양방 의사가 다시 항암제 치료를 하자고 했다. 하지만 과정이 너무 괴로워서 안 하겠다고 마음먹었다. 한 달만에 머리가 빠지고, 이도 빠졌다. 한쪽 귀가 멀기도 했다. 그래서 지금 틀니 착용 중이다. 방사선을 쬔 쪽은 돌처럼 굳었다.

● **최원철 교수를 알게 된 계기**

〈SBS 그것이 알고 싶다〉를 보고 최 교수님을 찾아갔다. 그렇게 넥시아 치료가 시작되었다. 처음 시작은 광혜원에서였다.

● **넥시아에 대해 들었을 때 암의 진행을 멈출 수 있다고 했나?**

넥시아를 복용한 계기는 그냥 편히 죽기 위해서였다. 살 수 있을 거라고는 생각도 안 했다. 폐암 3기에 살 수 있는 이런 경우는 없고, 양방 선생님이 이미 6개월밖에 남지 않았다고 진단한 상태였다. 그저 편히 가기 위해 복용했다.

● **넥시아 치료 시 항암 치료 없이 넥시아만 복용했나?**

항암제 치료는 힘들어서 포기를 한 상태였기 때문에, 한번 해보자 해서 한 것이다. 살 생각 없었다. 당시 밥도 못 먹고, 어지러워서 걷지 못해 기어 다녔다. 하지만 넥시아 한 달 복용 후 밥 먹고, 걸을 수도 있었다. 그래서 믿음이 가기 시작한 것이다. 내가 경험해 봤기 때문에.

● **복용 시 진통제를 안 먹는데, 힘들지 않았나?**

넥시아를 먹기 전에는 숨이 차서 누워서 잘 수 없었다. 숨이 목까지 올라와서. 넥시아를 한 달 두 달 먹으니 누울 수 있었다. 폐암은 원래 첫째, 숨을 못 쉰다. 가래가 차기 때문이다. 기침을 무척 많이 했는데 조금씩 기침이 줄었다. 그러면서 밥을 먹게 되고 산을 올라가게 되고, 지금은 산을 아주 잘 탄다.

● **넥시아 말고 다른 항암제를 쓴 적이 있나? 넥시아의 부작용은 없나?**

넥시아 치료를 하면서는 넥시아만 먹었다. 항암 치료 시 식사는 전혀 못했다. 그러나 넥시아는 부작용이 없다. 다른 치료 없이 넥시아만 12년째이다.

● **지금의 상태는?**

건강한 사람과 똑같이 걸을 수 있다. 감기는 조심해야지. 감기만 조심하면 일상생활을 하는 데 지장 없다. 나에게 일어난 일은 말 그대로 기적이다. 가족들도 정말 좋아한다. 항암 치료를 하는 동안은 혀가 갈라지고 먹을 것도 못 먹었다. 하지만 지금은 농사일도 하고 산에도 가고 불편 없이 살고 있다. 무엇보다 그때는 식구가 나를 도와줬으나, 지금은 내가 식구를 도와줄 수 있어서 좋다.

● **넥시아 치료를 그만두고 싶다는 생각을 한 적은?**

현재 먹고 있는 것은 치료할 때와 같이 강한 넥시아는 아니다. 1년 정도는 강한 것을 썼지만 지금은 좀 약한 것으로 처치한다. 나는 죽을 때까지 먹으려고 생각 중이다. 불안해서 넥시아가 없으면 안 된다. 가장 중요한 게 부작용이 없다는 점이다. 방송에서는 이상한 약으로 보는 것 같지만 환자들만이 안다.

● **넥시아의 의미는?**

사람답게 살아갈 수 있게 만들어 준 약이다.

● **최원철 교수를 평가한다면?**

선생님은 의사 중의 의사다. 무엇보다 환자 마음을 편하게 해 준다.

● **어떤 식으로?**

암환자의 모든 얘기를 들어주시는 선생님이다. 대개 의사들과 얘기하면 길어도 5분, 아니 3분 정도 보는 게 고작 아닌가. '진행이다, 괜찮다.' 이렇게만 얘기하지만 최원철 교수님은 환자의 속 얘기까지 다 들어주고 환자의 입장에서 진료를 한다.

● **마지막으로 하고 싶은 말?**

이것은 인간의 생명이 달린 문제이다. 양방과 한방이 협진하여 함께 치료 방법을 찾고 많은 사람을 살려줬으면 한다.

인터뷰 2	이제현 / 30세 여성

◀ 스마트폰으로 QR코드를 촬영하시면 인터뷰 동영상과 연결됩니다.

● **암 진단은 언제 받았고 어떤 암이었나?**

처음 알게 된 건 1997년 6월이었다. 감기인줄 알고 내과에 갔다가 혈액검사를 하니 심각하다고 큰 병원에 가라고 했다. 그래서 바로 S대학교 병원에 가서 입원하고 치료를 받기 시작했다. 바로 알게 된 건 아니고 부모님이 먼저 알았으나 말은 안 해주셨다. 그러다가 우연히 차트를 보다가 병명을 알게 되었다. 당시 담담하게 받아들였던 것 같다. 급성 림프구성 백혈병이었다.

● **항암 치료 과정이 고통스러웠을 텐데 어떻게 진행했나?**

2007년 6월말 입원을 했다. 한 달 정도 강하게 치료하다가 폐렴과 늑막염이 와서 18

킬로그램가량 몸무게가 빠졌다. 걷지 못해서 누워서 항암 치료를 받았다. 항암 치료 단계 첫 번째, 두 번째, 세 번째 항암을 시작할 때 귀가 잘 안 들리기 시작했다. 아무래도 후유증인 것 같다는 얘기를 들었다. 그래서 부모님이 치료를 망설이셨다. 상태도 안 좋고, 귀도 멀게 될 수 있었으니까. 혹시 보내더라도 부모님 목소리는 듣고 보내야 하지 않겠느냐 생각하셨고, 그래서 치료를 중단했다.

● 최원철 교수를 알게 된 계기

그 일로 부모님이 다른 방법을 찾다가 1997년 말에 최원철 원장님에 대해 알게 돼서 광혜원으로 찾아갔다.

● 넥시아 치료는 바로 시작했나?

당시에는 넥시아라는 이름이 없었다. 그냥 원장님이 처방해 주신 약을 먹었다. 처음에는 휠체어를 타거나 아버지가 나를 업고 다니셨다. 원장님의 약을 먹고 한 달 반, 두 달 만에 걸어 다니고, 정상인처럼 수치가 올라가기 시작했다. 그러면서 바깥 활동도 가능해졌다.

● 최원철 교수가 처음 뭐라고 얘기하던가?

그냥 나에게 맞는 약을 처방해 주셨다. 그게 넥시아였다. 괜찮아진다는 말은 전혀 없었다.

● 약에 대해 들었을 때 어떤 생각이 들었나?

처음에는 넥시아라는 이름도 몰랐다. 항암 치료 때문에 몸과 마음이 너무 힘든 상태여서 그냥 안 아프고 싶어서 한방으로 약을 바꾼 것이다. 더 나빠지지만 않는다면 어떤 약이라도 먹었을 것이다.

● **진통제를 안 먹는다는데, 어떻게 견뎠는가?**

예전에는 너무 아파서 진통제나 모르핀도 많이 맞았다. 링거를 8개씩 꽂기도 했다. 하지만 넥시아 치료에 들어가서는 환자라는 걸 못 느끼고 정상인처럼 생활하고 있다. 항암 치료를 끊고 나서 넥시아를 먹는다고 해서 크게 진통을 느끼지는 못했다. 현재는 항암 치료를 끝내고 넥시아로만 치료 중이다.

● **현재도 넥시아를 계속 먹고 있나?**

상태는? 먹지 않아도 된다고는 말씀하신다. 양방으로도 완치 판결이 났다. 지금은 건강보조식품 정도의 약이라고 생각하고 먹는다. 넥시아는 사람마다, 체질에 따라, 어떤 암인지에 따라 달리 조제가 되는 걸로 알고 있다.

● **넥시아의 의미는?**

넥시아는 비타민이다. 몸의 구성 요소 중에 비타민이 없으면 여러 가지 안 좋은 일이 일어날 만큼 중요한 요소가 비타민이다. 넥시아는 비타민처럼 내 삶의 활력소다.

● **최원철 교수만의 치료의 특징?**

최원철 교수님과는 매달 상태를 보고 체크한다. 친근하게 대해주신다. 15년 정도 알고 지냈는데 나에게는 어머니 같으신 분이다. 어머니, 아버지 같다. 딸처럼 친근하게 대해주신다. 그냥 가족이다. 가족이라고 생각한다.

● **넥시아와 다른 암 치료제의 다른 점?**

일반 치료제는 모든 것을 다 죽인다. 넥시아는 좋은 것은 그대로 두고 좋은 것은 더 좋게 만들어가는 약이라고 생각한다.

● **넥시아 치료 중 부작용은?**

없다.

● **부모님은 뭐라고 하시나?**

처음에는 항암 치료를 하면서 너무 힘들었다. 열대여섯 살 무렵이었으니 사실 너무 어리기도 했다. 부모님은 나를 딱 그때의 아이처럼 대해 주신다. 지금은 정상인처럼 학교도 졸업했고, 직장도 잘 다닌다. 그런 내 모습을 고마워하신다.

● **가족들에게 전하고 싶은 말?**

힘들 때, 좋을 때 곁에 있어줘서 감사하다.

인터뷰 3 | 민복기 / 31세 남성

◀ 스마트폰으로 QR코드를 촬영하시면 인터뷰 동영상과 연결됩니다.

● **언제, 어떤 암을 진단 받았나?**

2006년 2월, 허리에 통증이 심해서 병원에 갔다가 CT 촬영을 했는데 복막에 물이 차서, 그걸 없애는 시술을 했다. 물이 찬 원인을 찾으니 그 원인이 고환암이었다. 양방에서 수술, 항암, 방사선치료를 권했다. 이전에 암 관련 모임, 대체 의학 쪽에서 봉사활동을 한 경험이 있어서 거기서 소개받고 최원철 교수님을 알게 됐다.

● **넥시아 치료는 언제 시작했나?**

2006년 11월경에 최원철 교수님을 알게 되자마자 바로 넥시아를 먹게 됐다. 진행성 암이라 전이가 빨랐다. 8개월 정도 약을 먹다가 갑자기 전이되고 통증이 심해져서 어쩔 수 없이 항암 치료를 시작하게 됐다. 4차 정도까지 하다가 다시 양방을 접고 넥시아 치료를 했다. 그러다 1년 정도 있다가 재발. 다시 항암 치료에 들어갔다. 그 이후 다시 양방 치료를 중단하고, 넥시아를 먹으면서 계속 넥시아 치료를 받은 게 2년째다. 나는 강동경희대학교병원에서 양방한방 협진 시작할 때의 첫 케이스 중 한 사람이다. 고환 암이 장기로는 잘 안 간다. 장기 전이는 없었고. 고환암에서 임파선까지만 전이. 3기B 정도. 수술은 불가능한 3기였다.

● **넥시아 치료의 계기?**

봉사활동을 하면서 양방의 부작용에 대해 들었다. 우선 환자는 생활의 질이 떨어진다. 항암 치료의 부작용의 종류는 수백 가지를 넘을 정도로 많다. 양방에서는 내가 부작용을 감당 못할 것이라고 했고 선택은 내가 해야 했다. 넥시아는 부작용이 전혀 없다는 이야기를 듣고 선택하게 되었다.

● **넥시아로만 2년째라는데, 진통제를 안 쓰는데 어떻게 견디나?**

넥시아 치료를 하면서도 통증이 심하면 먹기는 한다. 하지만 내성이 생기기 때문에 될 수 있으면 안 먹는다. 나 같은 경우, 항암 치료를 했던 이유가 통증이 너무 심해서였다. 모르핀을 맞아도 느낄 정도로, 1초도 가만히 있지 못했다. 웬만한 경우 병행을 하거나 줄이거나 감당하는 게 일반적이다. 환자들이 항암 치료를 하면서 무너지는 이유가 모두 통증이다. 너무 심해지면 상상할 수 없을 정도의 통증이다 보니, 통증에 무너지는 경우가 많다. 2년째인데 지금은 통증이 전혀 없다.

● **지금 상태는?**

양방에서 놀라고 있다. 담당 교수님의 말씀이, 양방에서 오래 있었으나 그간 공부한 내용이나 수련 내용으로 설명이 안 될 정도라고 하신다. 원래 항암 치료를 꾸준히 했을 경우 드물게 나타나는 케이스인데, 항암 치료를 중단하고 이런 경우는 과학적으로 설명할 수 없다, 라고 말씀하신다.

몸 안에 암이 그대로 있는 상태. 임파선과 고환에 암이 그대로 유지되는 게, 자라지도 않고 작아지지도 않고 그대로 유지 중이다. 하지만 보통 사람보다 컨디션이 좋다.

스스로가 암환자라고 생각하지 않는다. 이런 인터뷰를 할 때 말고는 내가 암환자라는 생각을 잘 하지 않는다. 꾸준히 등산도 하고, 한라산 등반도 가능할 정도이다. 그런 걸 어렵지 않게 할 정도로 체력이 된다.

● **넥시아의 의미?**

이 약을 먹으면 좋아지겠다, 가 아니라 봉사활동을 하면서 만난 다른 분들, 기적인 분들. 양방에서 포기한 사람들, 삶을 정리하고자 마지막 남은 생 즐겁게 살아보고자 한 분들이 어떻게 했느냐를 보니 자연으로 돌아가서 즐기면서 삶을 살았다.

넥시아를 소개받을 때 들었던 말이 암 치료는 특정한 약이나 특정한 치료로 되는 게 아니라고, 암환자의 모든 삶을 배우는 게 치료라는 이야기였다. 넥시아의 의미라기보다는 환우분들, 교수님 만나는 과정 하나하나를 통해 삶을 돌아보는 계기가 됐다. 내가 잘못 살았다는 느낌이 들면서 내가 바뀌는 계기를 만났다.

● **최원철 교수를 평가한다면?**

새로운 인생을 주신 분인 것 같다. 환자에서 건강한 사람이 되었다는 의미보다 이전의 삶의 방식과 현재의 삶의 방식이 달라졌다는 데 의미가 있다고 본다. 쫓기듯 허겁지겁 살았던 삶이었다. 마땅히 한 것도 없고 누가 뭐라고 하지 않아도 매일 스트레스 받고 힘들게 살았으나, 지금은 아주 사소한 것에 감사한다. 그냥 아침에 눈을 뜬다는 것, 걸을 수 있다는 것, 사람들을 만나는 것 자체가 행복임을 알게 해 주신 분이다. 교수님을 만나면서 양방과 다르다는 점 때문에 나에게 맞는지 반신반의 했으나, 해볼 만하다 생각했던 이유는 그동안 병원을 다니면서도 이분들처럼 나를 보면서 웃는 경우를 못 봤기 때문이다.

교수님은 나를 웃긴다. 일상적인 이야기를 하면서 웃긴다. 가끔은 그 얘기에 빠져서 면담 시간 내내 암에 대한 얘기는 한마디도 안 하고 그냥 나간다. 근데 집에 가면서 생각이 난다. 암에 대해, 내가 암환자라는 것에 대해 잊게 해 준다. 초반에 많이 힘들 때 너무도 편안하게 만들어 주신 분이다.

진료 받은 걸 보면서 놀라는 게 사람들이 처음에는 공포를 느낀다. 처음에는 공포를 느끼면서 우울하게 병실로 들어간다. 그러나 나오면서는 웃으면서 나오게 된다.

● 사람들에게 전하고 싶은 말

넥시아만 먹는 게 치료가 아니다. 식이요법과 등산을 병행하고, 스트레스를 안 받으려고 노력한다. 인스턴트식품은 일체 먹지 않고, 야채도 유기농으로 몸에 좋은 것을 먹는다. 모든 것이 함께 진행할 때 효과가 있는 것이다. 이 모든 부분이 알려졌으면 한다.

암환자의 증상 관리

3쾌快를 잘 지키자: 快食, 快眠, 快便

말기의 암환자에게 찾아올 수 있는 증상 중 가장 두드러지는 것은 '급격한 체중 감소'이다. 체중 감소라는 것은 곧 독성 레벨이 높다는 것을 의미하는데, 이때는 암으로 인한 카켁시아(cachexia, 암으로 인한 악액질)가 인체에 광범위하게 나타나면서 체중이 빠지게 된다. 이외에도 복수, 부종, 폐색(황달), 통증, 출혈 등 5대 증상이 있는데, 이 증상을 얼마나 잘 관리할 수 있는지가 치료의 관건이다. 이런 증상이 나타나도 여러 번의 치료 기회가 있는데, 이 기간 내에 무엇보다도 근본적으로 지켜야 할 것은 '내가 내 몸에게 해 줄 수 있는 3쾌快를 잘 지키자'는 것이다. 잘 먹고快食, 잘 자고快眠, 잘 배설하고快便. 이 세가지 기본이 지켜지지 않아 몸의 기능이 무너지기 시작하면 그 중간 단계인 생리적인 기능이 망가지는 것이다.

말기암 환자는 통증을 비롯하여 식욕부진, 변비, 입 마름 등 구강의 변화, 호흡 곤란, 피부 질환 등 신체적인 문제뿐 아니라 근심, 우울 등 정서적인 면에서도 고통을 받는다. 통증은 암 환자들에게 가장 흔한 증상이다. 통증 관리는 환자의 삶의 질을 높일 뿐 아니라 치료의 바탕이 되는 체력을 조금이라도 온존하는 차원에서도 대단히 중요하다. 몸이 편해서 잠을 잘 수 있다는 것, 식사를 할 수 있고 일어나 움직이고 외출할 수 있는 것이 얼마나 중요한가는 따로 말할 필요가 없을 것이다. 또한 환자가 끊임없이 고통스러워하면 환자 본인뿐 아니라 가족들의 마음도 탄다. 환자의 통증을 조절하는 것은 환자와 가족 전체의 삶의 질에 큰 영향을 줄 수 있다.

암환자의 통증은 반드시 암 그 자체 때문에만 발생하는 것은 아니다. 암 진행과 관련된 통증은 약 65퍼센트에 불과하고, 25퍼센트의 통증은 수술이나 방사선 치료, 항암화학요법으로 인해 발생한다. 또한 암이나 암 치료와는 직접 상관 없는 두통, 근육통, 기타 통증 등도 약 10퍼센트를 차지한다.

기존의 항암제가 듣지 않게 된 내성 환자들은 특히 항암제의 독성으로 몸이 심하게 약해져 있다. 영양장애를 동반한 빈혈까지 함께 나타나기에 쉽게 생사를 다투는 위중한 상태에 빠진다.

빈혈은 원래 암환자의 20~30퍼센트 안팎에게서 나타나는 기본적 증상이다. 암이 진행될 경우 빈혈이 올 가능성은 절반으로 치솟는다. 또한 영양실조 등의 영양 장애는 미국 뉴욕대 의대 종양학과 J교수의 연구에 따르면 소화기 암환자의 83퍼센트, 전체 암환자의 63퍼센트에서 나타난다. 암 사망자 다섯 명 가운데 한 명은 직접적인 사인이 영양 장애일 정도다.

　암환자의 식욕부진은 암 자체에 기인한 부분도 있으나 양방의 약물치료, 항암제 치료, 방사선 치료 등 치료법에 따라 나타나는 부분이 크다. 메스꺼움과 구역질과 함께 입안이 헐고 염증이 생겨 물도 제대로 넘기기 어려워지는 등 오히려 암의 통증보다도 극심한 고통을 호소하고 암으로 인한 신체의 소모에 한층 더 박차를 가하여 몸무게가 급속히 줄어들게 된다.

　말기암 환자의 일부는 구강 건조증을 겪게 된다. 특히 방사선 치료를 받은 경우 침 분비 속도가 감소하거나 침의 성분 조성이 변하면서 입안이 마른다. 항불안제, 항히스타민제, 항콜린제, 수면제, 이뇨제 등 각종 약물에 의해 구강 건조증이 오기도 한다. 마찬가지로 입안이 마르면 식욕이 떨어지고 음식을 씹고 삼키는 것이 더욱 힘들어져 식욕부진과 체중감소를 더욱 심하게 만든다.

　메스꺼움, 구토, 변비도 구강 건조증과 마찬가지로 식욕을 떨어뜨린다. 그래서 암 환자가 밥을 잘 먹게 하는 것이 그토록 어렵고, 밥을 잘 먹으면 낫는다고 희망을 가져 볼 수 있다는 것이다.

제2, 제3의 넥시아를 기대하며

2010년 10월 시사주간지 《시사저널》에서 전화가 한 통 걸려 왔다. 《시사저널》이 '미디어 리서치'와 함께 국내의 30개 분야 전문가 1500명을 대상으로 각 분야의 '차세대 파워 리더'를 선정하는 설문 조사를 벌인 결과 내 이름이 거기에 들었다는 소식이었다. 이야기를 더 들어보니 '차세대 의료 부문 단독 1위'에 올랐다는데, 한의사가 의료 부문 1위에 오른 것은 처음 있는 일인 데다가 아주 이례적인 일이라고 한다. 한편 '의료 분야의 존경받는 인물' 부문에서는 한국의 슈바이처라 불리는 고 장기려 박사 다음으로 공동 3위로 선정되었다는 소식을 뒤이어 들려주었다. 고인이 된 의료인을 제외하고 생존해 있는 진료 의사들 중에는 간 이식 전문가로 유명한 아산병원 이승규 교수와 함께 공동 1위라고도 했다. 한의학에 대한 편견과 일반의 정보 부족으로 인해 숱하게 세상과 싸워야 했던 지난 20여 년이 새삼 오버랩되는 순간이었다.

일전에 한의사협회 전국 대의원을 대상으로 실시한 '가장 영향력 있는 인물' 설문 조사에서도 대학 및 학계 부문 영향력 1위라는 결과를 받은 적이 있는데, 일반 언론으로부터 이런 소식을 들으니 한편 기쁘기도 하고, 한편 마음이 복잡하기도 하고 감개가 이루 말할 수 없었다.

사람들은 나를 넥시아 개발자로 안다. 그러나 넥시아는 이제까지 내가 살면서 성공하고 또 무수히 실패도 했던 과정의 산물일 뿐이다. 누군가 나를 암을 해결하는 사람으로 인정한다면 그 초점은 암 문제를 적응의 문제로 보고, 암 치료의 해법과 키워드를 적응과 진화에서 찾은 데 맞춰져야 할 것이다.

신약 개발을 위해서는 보통 십여 단계를 거치게 된다. 신약 후보를 찾고, 동물 실험을 하고, GLP 기관에 가서 안전성 검사와 효능 검사를 받고, 1상과 2상, 3상을 거친다. 현재 넥시아에서 유래한 천연물신약 후보물질의 임상시험은 '후기 2상' 단계에 와 있다. 양방에서도 사용 가능한 신약 개발이 거의 막바지 단계에 이르렀다는 뜻이다.

사람들이 나에게 묻는다. 정말로 암을 고치느냐고. "아니, 그렇게 잘 고치면 이제까지 고친 환자 수가 엄청나게 많을 것 아니오? 몇 명이라고요? 100명, 200명이요? 왜 그것밖에 안 됩니까?"

그렇다. 나는 암을 고치기 위해 노력했고 그 과정에 내가 만난 환자들 중 항암 1차 실패 4기암은 대략 절반가량을 살렸다. 아직까지 암을 정복

했다고 말하지는 못한다. 살린 환자도 있으나 구하지 못한 환자도 있기 때문이다. 나에게 온 환자들 중에서 반가량은 사망했다. 물론 말기암 상태에서 일반적인 양방 치료를 받은 것보다 서너 배나 더 오래 생존하며 건강한 삶을 누린 이도 많지만, 그렇다 해도 결국 사망한 것은 사망한 것이니까, 사망한 환자들이 그만큼 있었다고 말할 수 있다. 그렇더라도 넥시아를 통해 살린 환자들에 대해서는 정당한 평가가 내려져야 하지 않겠는가.

환자 중 절반이 사망했다고 나와 넥시아를 매도한다면, 절반이 생존한 것에 대해서도 정당한 평가가 이뤄져야 할 것이다. 그런데 세상은 그렇지 않았기에 나와 동료들은 빈번히 세상과 맞서야 했다. 나와 동료들은 생전에 그러한 대접과 칭찬받는 것에 대하여는 이미 마음을 비운 지 오래이다. 나는 비문도 이미 써 놓았는데, '말기 암을 고치기도 하고 못 고치기도 했는데, 둘 중에서 못 고친 것에 대하여 비난을 받은 사람'이라고 새겨달라는 것이다.

그래도 아쉬움이 남는 건 어쩔 수 없다. 게다가 더 많은 환자들을 만나 봐야 할 시기에 여러 수사 등에 휘말려 손 놓고 있을 수밖에 없었다는 점이 더욱 안타깝다. 인천 광혜원에서 암환자를 신규환자로 접수 받은 것은 2001년 2월 30일까지였다. 그리고 경희대학교 동서신의학병원 암센터(현 강동경희대학교병원)에 초빙되어 최초로 정식 진료를 한 날이 2006년 4월 17일이다. 암 치료에서 가장 중요한 것은 5년 생존 여부이다. 처음 5년 생존을 기록한 환자들이 나왔기에 경희대에 올 수 있었고, 경희대에 와서는 5년을 미처 못 채우고 2~3년 생존을 기록한 환자들의 치료 성과로 국제 학술지에 논문을 발표했다.

외부의 힘에 의해 진료를 정지당한 탓에 나는 약 5년간 신규 환자 진료를 할 수 없었다. 만약 중단 없이 진료권을 행사할 수 있었다면 그 사례들 역시 단절 없이 지속적인 기록이 이뤄졌을 것이다. 의사로서 나에게는 임상례이지만, 환자 개개인에게는 그분들의 생명이다. 생명은 하나라 실패할 경우 돌이킬 수 없다. 그래서 현명한 선택이 필요하다. 과거에 만약이라는 것은 없지만, 그래도 만약 그랬다면, 검찰 고발이니 조사에 시간을 빼앗기지 않고 꾸준히 환자를 만날 수 있었다면, 그랬더라면 더 많은 사람들을 고칠 수 있지 않았을까?

2001년부터 2004년까지 경찰과 검찰의 조사를 받을 당시에는 몇 년간 병원을 놀리면서, 수십 억 빚을 지면서도 결사적으로 버텼다. 병원이 스톱되면 직원을 해고할 수밖에 없지만, 그러고 싶지 않았다. 매달 인건비만 2억여 원씩 나갔다. 조사받으랴 돈 빌리러 다니랴 정말 바빴다.

말로 해서는 안 믿고, 텔레비전 카메라를 통해 공개 진료를 해도 안 믿으니 기록밖에는 없다고 생각하며 버텼다. 넥시아 치료로 5년 생존자가 나올 때까지는 아무 데도 안 나가고 아무 말도 하지 않고 오직 실적으로 입증하기 위해 두문불출했다. 모든 활동을 접고 그때 치료하던 환자들에게 모든 것을 걸었다. 그분들이 현재 〈대한암환우(완치)협회〉의 구성원이 되었다. 내겐 보석 같은 분들이다. 거대한 시스템 앞에서 나의 무력감을 느낄 때면 환자들을 보면서, 진짜 당사자 분들의 관심과 갈구를 보면서 마음을 다잡고 긴장할 수 있었다.

나뿐만 아니라 현재 투병 중인 모든 암환우들에게 이분들은 다이아몬

드 같은 분들일 것이다. 누군가의 암이 치료되었다면 그 사람을 치료한 의사가 개인적으로는 평가를 받아서 좋지만, 가장 중요한 건 다른 환우들에게 미치는 영향이다. 루이 암스트롱은 고환암을 극복하고 영웅이란 칭호를 받았다. 그 개인이 목숨을 걸고 투병해 온 결과였다. 암환자들은 사실 알게 모르게 극심한 우울증에 시달린다. 자살, 분신 등 어마어마한 사회적 사건의 요인 중 하나가 암 발병이다. 그런데 이 모든 것을 이겨낸 환자들이라면 영웅일 수밖에 없다. 그들은 소박하다. 현란하지 않고 소박한 생활 속에 단 하나의 생명을 향한 열정으로 모든 것을 인내한다. 그러니 보석 같은 존재들이다.

나에게 세상이 요구한 것은 세 가지였다. 말기암 완치 환자가 있어야 믿겠다, 말기암에 대한 국제 수준의 논문이 있다면 믿겠다, 국제적으로 인정하는 신약 허가가 있다면 믿겠다. 앞의 두 가지는 이미 결과를 보여주었고, 신약의 경우 앞서 말한 것처럼 '후기 2상 임상 시험계획' 허가를 받아 진행 중인 상태이니, 세상의 요구에 많은 답을 한 것이 아닐까?

나와 많은 어려움을 함께한 김세현 교수, 엄석기 교수는 한의학의 암 치료에 대한 역사적 근거(Historical EBM)에 과학적 근거(Scientific EBM)를 더하기로 연구방법론에 대한 의견을 모았다. 엄석기교수는 동서양 의학 사상 천년의 연대표를 만든 의학사 전문가로써 적응에 성공한 전통의학에 21세기 잣대를 대어보자는 생각을 제안하였고, 의학통계학과 연구방법론 분야의 전문가인 김세현 교수는 한의학의 특성을 반영한 연구방법론을 제안하고 실현시켜 과학적 근거를 구축할 수 있는 토대를 만들어 주었다. 그리고 21세기의 잣대인 과학적 기전에 관한 실험실 연구는 정현식 교수와 이상헌 교수 그리고 박재현 교수가 도와주었다.

구체적 「역사적 사용근거」는 넥시아 백서(300여 페이지)로 보고되었으며 5년 생존조사는 미국국립보건원 통계실장을 지낸 이영작 박사를 통해 보고서로 발표된 바 있다. 그리고 K·FDA인정 GLP 기관 연구소에서 22종의 보고서로 약물의 안전성에 대한 연구결과를 발표 하였다. 지금까지 넥시아 관련 임상 및 실험논문은 이완규, 전성하, 정현식, 김경석, 이수경, 윤성우 교수 등을 중심으로 진행되어 총 50여 편이 등재되었는데 그 중 10여 편은 국제학술저널인 SCI 및 SCI-E 급에 실렸다.

그러한 성공에 동반하여 한편으로는 비난과 맹목적인 공격을 많이 받게 되었고 그러면서 특히 의사를 좋아하지 않게 되었다. 하지만 대학에 와서 진료를 하면서 다행히도 훌륭하신 의사 선생님들을 만날 수 있었다. 역시 환자를 위해서 고민하고 노력하는 의사는 많았다. 하지만 자신의 둘레에 갇혀서 더 넓은 세상을 바라보지 못하는 몇몇 분들로 인해서 여러 고초를 겪었던 것 같다.

나는 지난 1996년부터 16년간 하루도 쉴 날이 없었다. 10년은 검찰의 조사를 받으며 보냈고 그 와중에 진료를 하고 신약을 개발하고 학생과 수련의 교육도 했다. 2006년도부터 시작한 대학병원 생활은 10년 검찰 조사를 받은 것보다 더 힘들었다. 누군가의 내부 투서로 온통 청문회와 같은 대학 내부감사에 시달리며 살았다.

이런 고충 속에서 건강에 이상 신호가 오면서 급기야 2009년 과로로 쓰러져 병원 신세를 지게 되었다. 이듬해 4월 19일이던가. 마음이 너무나 괴로워 벽을 쳤는데 오른손 뼈가 6조각이 나 버렸다. 의료진은 강력히 수술을 권하는 상황이었다. 하지만 수술을 받을 수가 없었다. 오른손을 쓸 수 없으니 환자 진료에는 어려움이 더 많았다. 손을 낫게 하기 위해 내가 할 수 있는 방법은 뜸이었다. 나는 매일 300장씩 뜸을 백일 가까이 지속했다. 주변에서는 고생하지 말고 편한 방법으로 치료하라는 조언을 많이 해주었지만 뜸을 뜨는 고통을 느끼면서 스스로를 단련시키고자 하였다. 지금 돌이켜보면 웃을 수 있지만 당시의 고통 속에서 뜸이란 치료를 선택한다는 것은 쉬운 일이 아니었다. 마찬가지로 항암제 치료에 실패한 암환자에게 한방 치료란 화려한 양방 치료 앞의 뜸처럼 힘든 치료의 과정일 것이다.

얼마 전 말기암 장기생존자와 가족모임인 〈대한암환우(완치)협회〉 창립 11주년 기념식이 강촌의 한 리조트에서 있었다. 그동안 나를 믿고 따라와 준 고마운 분들이 이제 10년이 넘는 시간을 함께했다고 하니 감회가 새로웠고, 앞으로의 10년이 기대되었다. 다시 한 번 말한다! 1997년부터 2001년까지 216명의 환자에게 투약한 한약은 넥시아가 주약이었고, 임산부가 먹을 수 있을 정도로 안전한 감기약, 설사약, 소화제, 변비약 등 여러 종류의 상비약을 통해서 암질환의 부수적 증상을 관리하였다. 식이요법은 우리가 임신하였을 때 어떤 음식을 먹는지 고민하고 철저하게 따르게 하였다. 장기생존에 성공하신 분들은 나의 이론을 믿고 임산부와 같은 생활을 하며 화학성분의 약과 음식을 드시지 않은 분들이었다. 그들의 인간승리인 것이다. 다시 말해 엄격하게 생태 검증된 전통생활을 지킨 결과라고 생각된다. 그분들 가운데 44퍼센트는 5년 생존에 성공하였고, 10년 생존자가 52명이니 대략 28퍼센트 정도 된다. 하지만 이분들의 95퍼센트 이상이 4기암 진단 이후, 항암 1차 실패 이후 넥시아를 시작한 경우이고 더욱이 항암 2차 실패 이후 치료를 시작한 분들 중에 생존에 성공한 경우는 소수에 불과하다.

대학병원에 들어와서는 검증 논리에 휘말려 넥시아만 처방할 수 있었고, 이외는 뜸과 침의 수단밖에 없었다. 임산부 식이요법이나 임산부에게도 사용할 수 있는 처방의 부재로 인해 임상의 효과는 과거에 다소 못 미치는 결과를 보이고 있다. 하지만 한편으로 '항암 1차 실패 암'에 대한 암 완전 손실 장기생존 데이터를 마련할 수 있었고, 내가 완성하지 못한 일부 몇몇 암에 대해서도 훌륭한 성적을 냈으며, 대학에서 여러 임상 논문을 좋은 학술지에 발표할 수 있는 기쁨도 누릴 수 있었다.

암은 항상 치료의 실패에 대한 대비가 중요하다. 가령 풍선 폭탄 게임과 비슷하다. 어떤 환자가 한 의사에게 치료를 받다가 차도가 없어 다른 의사를 찾아가는 경우라 해도 곧바로 터져 버리지 않고 다른 의사가 손을 쓸 수 있는 상황이어야 한다. 환자의 끝까지 함께하는 것도 의미가 있겠지만, 다른 의사에게 갔을 때 전혀 손 쓸 수 없는 상황이라 포기하게 된다면, 그 환자는 세상에 버려진 사람이 된다. 그런 불편함을 겪지 않고 버려지는 사람이 되지 않기 위해 환자 역시 조금 더 현명해져야 한다. 나 역시 실패한 경우에 대해 항상 생각한다. 병원을 떠나 집에 돌아가면 그간의 실패 사례들을 모아둔 자료 속에 빠져드는 날이 많다.

암은 확실히 어렵다. 그러나 인류가 암 문제를 해결하는 것이 전혀 불가능한 것은 아니다. 암은 필연적으로 생겨날 수 밖에 없었기 때문에 생겨났다. 그리고 역할을 다하게 되면 필연적으로 사라질 것이다. 그 과정에서 암의 시작과 끝, 즉 출발과 종착지를 이해함으로써 암을 다스리는 방법을 인류가 찾아낼 수 있을 것이라고 나는 믿는다. 세계에서 가장 높은 봉우리, 눈보라 몰아치는 에베레스트에 아무도 올라가 본 적 없었을 때는 거기 올라가는 것이 불가능하다고들 믿었다. 그러나 누군가 한 명이 일단 정상을 정복했다면 루트가 생겨나고 머지않아 수천 명의 등산가들이 오르게 된다. 그처럼 많은 사람들이 오를 때, 그들이 무사히 등정할 수 있도록 보조하는 셰르파가 있다. 나의 역할이 바로 그 셰르파와 같다고 생각한다. 한의사로서, 현대 서구의학이 하지 못하는 발상을 하고 그들과는 다른 방법으로 암에게 다가갈 수 있었기 때문이다.

이제 이 사회와 개인이 다 함께 주지해야 할 '암환자의 생존권 수호를 위한 권리장전'을 제안하는 것으로 이 책을 마무리 지으려 한다. 현재의 암환자만이 아니라 우리 사회 구성원 모두가 기억해야 할 일이다.

● **암환자의 생존권 수호를 위한 권리장전**

1. 암환자는 인격을 존중받고 인간적인 치료를 받을 권리가 있다.

2. 이를 위해 암환자는 부당한 치료를 거부할 권리와 올바른 치료를 선택할 권리를 갖는다.

3. 암환자는 치료 내용, 시술 방법, 치료의 결과와 예후 등 그 치료법에 관한 자세한 정보를 치료 전에 제공받을 권리가 있다.

4. 1기에서 3기까지의 암에 대한 치료는 생명을 앗아가는 진행암, 특히 내장 전이암을 막기 위한 예비관리로 보아 진행암 치료와 별개로 구분하여 제도적으로 치료기관을 관리하도록 하여야 한다.

넥시아 및 한방 암 치료 관련 국내외 논문 목록

1. Antitumour Efficacy of the Allergen-Removed extract(ACM909Q) in Rush Verniciflua, European Journal of Pharmaceutical Sciences, 17(Suppl.1) S77-S85, 2002 (SCI)*

2. Rhus verniciflua Stokes prevents cisplatin-induced cytotoxicity and reactive oxygen species production in MDCK-I renal cells and intact mice, Phytomedicine, Vol.16, Issue.2-3, 2009, pp. 188 ~197 (SCIE)**

3. Successful Outcome of Advanced Pulmonary Adenocarcinoma with Malignant Pleural Effusion by the Standardized Rhus Verniciflua Stokes Extract: A Case, Explore: The Journal of Science & Healing, Vol. 5, No. 4, pp. 242~244, 2009 (SCIE)

4. Impact of standardized Rhus verniciflua Stokes extract as

complementary therapy on metastatic colorectal cancer: A Korean single-center experience, Integrative Cancer Therapies, Vol. 8, No. 2, pp. 148~152, 2009 (SCIE)

5. Fustin flavonid attenuates B-amyloid (1-42)-induced learning impairment, Journal of Neuroscience Research vol.87 Issue 16, pp. 3658~3670, 2009 (SCI)

6. A case of recurred hepatocellular carcinoma refractory to doxorubicin after liver transplantation showing response to herbal medicine product, Rhus verniciflua Stokes extracts, Integrative Cancer Therapies, Vol. 9, No.1, pp. 100~104, 2010 (SCIE)

7. Shrinkage of Gastric Cancer in an Elderly Patient Who Received Rhus verniciflua Stokes Extract, Journal of Alternative and Complementary Medicine, Vol.16, No.4, 2010, pp. 497~500 (SCI)

8. Rhus verniciflua Stokes extract as a potential option for treatment of metastatic renal cell carcinoma: report of two cases, Annals of Oncology, 2010, vol. 21, no..6, pp. 1383~1385 (SCI)

9. Bojunikki-Tang for Cancer-Related Fatigue: A Pilot Randomized Clinical Trial, Integrative Cancer Therapies, Vol.9, No.4, pp. 331 ~338, 2010 (SCIE)

10. Efficacy and Safety of Rhus verniciflua Stokes Extracts in

Patients with Previously Treated Advanced Non-Small Cell Lung Cancer, Forsch Komplementmed, 2011;18(2): pp. 77~83 (SCIE)

11. 祛風약물이 자율신경계에 미치는 영향, 동의생리학회지 6: 77-92, 1991

12. Investigation Antitumor Activity of the Allergen-removed Extractor From the Rhus Verniciflua, Российский Бцоте рапевтический Журнал No.4, том1, 2002, pp. 39~43

13. In vitro Callus formation and Plant Regeneration of Epimedium koreanum Nakai, 한국약용작물학회지, 2002, 제10권 제4호, pp. 259~262

14. In vitro antioxidant activity and anticancer effects of the extracts from Eleutherocuccus senticosus Max, 한국약용작물학회지, 2002, 제10권 제4호, pp. 269~27

15. Inhibitory Effects of the Extract of Rhus verniciflua Stokes on the Reverse Transcriptase of AIDS, 한국약용작물학회지, 2002, 제10권 제4호, pp. 284~28

16. Anticancer and Antioxidant Activity of Allergen Removed Extract in Rhus verniciflua Stokes, 한국약용작물학회지, 2002, 제10권 제4호, pp. 288~29

17. Prophylatic, antitumor and antimetastatic effects of the allergen-removed extract from Rhus verniciflua(ACM909Q), Po

ссийский Бцотерапевтический Журнал No.2, то

м2, 2003, pp. 56~61

18. 법제 옻나무 추출물 혈관생성저해 및 항암효과에 관한 연구, 동의
생리병리학회지 2006, 제20권 4호, pp. 825~829

19. 乾漆 추출물(Nexia)의 독성실험과 급성 림프구성 백혈병환자의 임
상증례군 보고, 대한암한의학회지 11권 1호, 2006, pp. 1~21

20. 법제 옻나무 추출물의 혈관형성저해 및 항암효과에 관한 연구, 대
한암한의학회지 11권 1호, 2006, pp. 23~30

21. 乾漆 추출물(Nexia)의 Quality Control을 위한 기시법 및 안정성
연구, 대한암한의학회지 11권 1호, 2006, pp. 31~39

22. 고환통과 발열을 호소하는 고환암환자의 치험 1례, 사상체질의학
회지 2007;19(2): pp. 179~186

23. 폐전이된 담낭암 환자를 사상의학적 관리를 통해 제반 증상과 삶
의 질을 개선시킨 1례, 사상체질의학회지 2007;19(2): pp. 187~
194

24. 알러지 제거 옻나무 추출물 투여로 호전된 악성흑색종 환자 1례,
대한한방내과학회지 제28권 3호(2007), pp. 655~661

25. 積聚를 위주로 한 腫瘍의 病因病理에 관한 小考, 대한암한의학회
지, Vol.12, No.1, 2007; pp. 1~13

26. 알러젠 除法 옻나무 抽出物 投與로 好轉된 乳房癌 환자 1례, 대
한암한의학회지 제12권 1호, 2007, pp. 67~73

27. 알러젠 除法 옻나무 抽出物 投與로 好轉된 扁桃腺癌 患者 1例,

대한암한의학회지 제12권 1호, 2007, pp. 91~97

28. 대장 및 복강으로 전이된 위암 환자의 설사와 복통을 태음인 사상방으로 관리한 증례, 사상체질의학회지 제19권 3호, 2007, pp. 270~276

29. 자궁암 환자의 수신증으로 인한 소변불리와 조영제로 유발된 발진을 사상방으로 관리한 치험 1례, 사상체질의학회지 제19권 3호, 2007, pp. 277~282

30. 옻나무(Rhus vernicflua) 목질부에서 분리한 화합물의 항산화활성, 한국응용생명화학회지 2007, Vol.50 No.4, pp. 358~361

31. 옻의 主治·效能·修治法에 關한 小考 : 11종 한약서를 중심으로, 대한한의학원전학회지, Vol.21 No.2, 2008; pp. 29~37

32. 漢代까지의 종기·혹·덩어리에 對한 疾病認識 考察, 대한한의학원전학회, Vol.21 No.2, 2008;. pp. 39~47

33. Carcinostatic effect of allergen removed Rhus Verniciflua stokes based Traditional Korean Medicine on a patient with lung adenocarcinoma; single case report, Oriental Pharmacy and Experimental Medicine 2008 7(5), pp. 573~578

34. 알러젠 제거 옻나무 추출물 투여로 소퇴된 신세포암 유래 부신전이암 1례, 대한한방내과학회지 제29권 2호(2008), pp. 529~534

35. 간세포암에 동반된 난치성 복수를 호전시킨 소양인 환자 치험 1례, 사상제칠의학회지 제20권 2호, 2008, pp. 164~170

36. 간,담도,췌장의 진행암으로 한방병원에 내원한 환자의 삶의 질

(FACT-G)에 대한 분석, 대한한의학회지 제29권 제4호, 2008, pp. 30~38

37. 질병부담이 증가하는 암의 한의학적 치료 접근, 대한한의학회지 제29권 제4호, 2008, pp. 47~54

38. 암환자의 사상체질별 사초 부외와 원발암 부위의 체열분석 연구, 대한암한의학회지 2008; 제13권 1호, pp. 25~32

39. 알러젠 제거 옻나무 추출물 투여로 삶의 질이 개선된 불응성 직장암 환자 1례, 대한암한의학회지 2008; 제13권 1호, pp. 55~61

40. 적취積聚를 위주로 한 종양腫瘍의 치법治法에 관한 소고小考, 대한암한의학회지 2008; 제13권 1호, pp. 1~11

41. The Concurrent Use of Rhus verniciflua Stokes as Complementary Therapy with Second or More Line Regimens on Advanced Non-small-cell Lung Cancer: Case Series, 대한한의학회지 제30권 제6호, pp. 112~117, 2009년

42. 알러젠 제거 옻나무 추추물 위주의 한방치료와 항암화학요법을 병용한 폐암 환자 2례, 대한암한의학회지 제14권 1호, pp. 13~20, 2009년

43. 소적정원산消積正元散 및 옻나무 추출물 투여로 체중증가 및 일반 활동도의 개선을 보인 진행성 위암환자 1례, 대한암한의학회지 제14권 1호, pp. 21~27, 2009년

44. 절제불가능한 위암의 위장관 출혈에 대한 보중익기탕 가미방 투여 1례, 대한암한의학회지 제14권 1호, pp. 29~35, 2009년

45. 반하백출천마탕 가감방을 투여하여 비소세포성 폐암의 뇌전이에 의한 두통이 호전된 1례, 대한암한의학회지 14권 1호, pp. 45~52, 2009년

46. 쑥뜸치료(Moxibustion)로 호전된 비소세포성 폐암 환자의 암성 통증 1례, 대한암한의학회지 제14권 1호, pp. 53~59, 2009년

47. 本能과 本性에 基礎한 동아시아 전통의학의 意義에 대한 小考 - 자연의학으로서의 가치와 현대병을 중심으로, 대한한의학원전학회지, Vol.23, No.2, pp. 63~87, 2010

48. 전통한의학 연구방법론의 현대화에 대한 小考 - 역사적 근거중심 의학에 대한 제언, 대한한의학원전학회지 제 23권 2호, pp. 89~105, 2010

49. 폐암의 한방치료 임상연구 방법론, 대한한의학원전학회지, Vol.23, No.4, pp. 39~62, 2010

50. 한의학임상에 기초를 둔 천연물신약 연구과정에 대한 소고 - 역사적 근거 발굴부터 천연물신약 임상시험계획승인신청까지, 대한한의학원전학회지 제 23권 4호, pp. 63~102, 2010

51. 알러젠 제거 옻나무 추출물이 종양전이억제에 미치는 영향, 대한암한의학회지 제15권 1호, pp. 47~p61, 2010년

52. 수술이 힘든 고령의 직장-S상결장암 환자에 대한 알러젠 제거 옻나무 추출물 위주의 한방치료 1례, 대한암한의학회지 제15권 1호, pp. 63~69, 2010년

53. 알러젠 제거 옻나무 추출물을 투여한 고령의 진행성 비소세포폐

암 환자 1례, 대한암한의학회지 제15권 1호, pp. 71~77, 2010년

54. 항암화학요법과의 순차적, 그리고 병행적 요법으로서의 aRVS 투여로 장기 생존과 좋은 삶의 질을 유지한 전이성 비소세포폐암 증례보고, 대한한방내과학회, 2011, 제32권 1호, pp. 129~135

* SCI: Science Citation Index
** SCIE: Science Citation Index Extended

최원철 박사의 고치는 암

1판 1쇄 찍음 2011년 6월 30일
1판 1쇄 펴냄 2011년 7월 7일

지은이 | 최원철
발행인 | 김세희
펴낸곳 | **판미동**

출판등록 | 2009. 10. 8 (제2009-000273호)
주소 | 135-887 서울 강남구 신사동 506 강남출판문화센터 5층
전화 | 영업부 515-2000 편집부 3446-8774 팩시밀리 515-2007
홈페이지 | www.panmidong.com

ISBN 978-89-94210-96-4 03840

* **판미동**은 민음사 출판 그룹의 브랜드입니다.